古今名医方论

清·罗美　原著

田代华　田丽莉　高峰　点校

天津出版传媒集团

天津科学技术出版社

图书在版编目（CIP）数据

古今名医方论 /（清）罗美著；田代华，田丽莉，高峰点校 . -- 天津：天津科学技术出版社，2000.07（2025.1 重印）

（实用中医古籍丛书）

ISBN 978-7-5308-2820-5

Ⅰ.①古… Ⅱ.①罗… ②田… ③田… ④高… Ⅲ.①方书 Ⅳ.① R289.2

中国版本图书馆 CIP 数据核字（2000）第 21517 号

古今名医方论

GUJIN MINGYI FANGLUN

责任编辑：马妍吉

出	版：	天津出版传媒集团 天津科学技术出版社
地	址：	天津市西康路 35 号
邮	编：	300051
电	话：	（022）23332695
网	址：	www.tjkjcbs.com.cn
发	行：	新华书店经销
印	刷：	天津印艺通制版印刷股份有限公司

开本 787×1092   1/32   印张 8.75   字数 98 000

2025 年 1 月第 1 版第 4 次印刷

定价：45.00 元

内容提要

《古今名医方论》为清代名医罗美编撰。罗美字澹生,号尔逸,新安(今安徽徽州)人。曾侨居虞山(今江苏常熟).为康熙年间名儒,兼习医学,穷研《内》《难》《伤寒》《金匮》等典籍,旁涉宋、金、元、明诸家之论著,撰有《古今名医方论》《古今名医汇粹》《内经博义》等书。

本书乃罗氏精选古今常用名方及方论编撰而成。书凡4卷,共收方剂160余首,方论180余则。其方以《伤寒论》为主,方论以柯韵伯为多。书中详论药物之性能,细辨君臣之配伍,比类诸方之异同,历举各方之治证。其论简明精要,多所发明,析疑解惑,妙义环生,实发前人之未发,足资后学之指南,故对后世影响颇大,确有重要参考价值。

本次点校,以该书之最早版本清康熙

十四年乙卯（1675 年）古怀堂刻本为底本，以清金阊步月楼刻本、上海大成书局石印本为对校本，以该书所引《内经》《难经》《伤寒论》《金匮要略》等书为他校本，对全书进行了精细的校勘和简明的注释，以满足广大读者的需求。

点校说明

  《古今名医方论》为清代著名医家罗美编撰。罗美字澹生,别字东美,号东逸,新安(今安徽徽州)人。曾侨居虞山(今江苏常熟),为康熙年间(1662—1722 年)名儒,因生活所迫而兼习医学。他穷研《内》《难》《伤寒》《金匮》等典籍,旁涉宋、金、元、明医家之论著,探赜索隐,后天勃发,遂成一代之名医。曾旁收远绍,取汉代以下百家之论,集为《古今名医经论证治汇粹》八卷。因资费所限,乃将后附方论部分先行刊印,即成本书。此后不久,罗氏又将前书刊出,名为《古今名医汇粹》,并著《内经博义》四卷传世。

  《古今名医方论》共 4 卷,刊于清康

熙十四年（1675年）。全书收历代名方160余首,方论180余则。其方以《伤寒论》方为主,兼取薛己、孙思邈、张洁古、李东垣、朱丹溪等名家常用效方;其方论以柯韵伯为多,兼收成无己、赵以德、吴昆、张景岳、喻嘉言等名家精辟之论。该书详论药物之性能,细辨君臣之配伍,比类诸方之异同,历举各方之治证,备列加减之变化,剖析方名之原由,使"论一病而不为一病所拘,明一方而得众病之用,游于方之中,超乎方之外,全以活法示人",以开后学之童蒙。其论简明精要,多所发明,析疑解惑,妙义环生,实发前人之未发,足资后学之指南。故刊行以后传布极广,影响颇大,对于方剂的临床应用与研究,确有重要的参考价值。

本书现存有多种版本,主要的有:清

康熙十四年乙卯(1675年)古怀堂初刻本(简称康熙本);清康熙嘉禾存雅堂刻本;清金阊步月楼刻本(简称步月楼本);清书业堂刻本;上海大成书局石印本(简称大成书局本);《古今名医汇粹方论》合刊本等。解放后,有1983年江苏科技出版社据大成书局本点注本;1994年中国中医药出版社据步月楼本点校本。据此,本次校注特选现存最早刻本—康熙本为底本,以步月楼本、大成书局本为对校本,以本书所引《内经》《难经》《伤寒论》《金匮要略》等书为他校本,以期达到最佳校注效果。

本次点校的具体处理方法如下:

一、原书竖排改为横排。采用现代标点方法,对原文进行重新句逗。凡书中用"右"字代表上下文者,按横排习惯改为"上"字。

二、原书中的繁体字改为规范简化字。俗写字、异体字和古今字适当加以规范,除部分仍需保留外,尽量前后律齐,并与首见处注明,如查与楂、王与旺、祇与只、鬲与膈、内与纳、班与斑、藏府与脏腑等,均以后者律之。通假字则回改为本字,亦视具体情况于首见处注明,如畜与蓄、磁与瓷等;但对于某些习惯用字,如荣与营、症与证等,则视具体情况处理,而不强求律齐。

三、凡底本中因写刻致误的明显错别字,如己作已、炙作灸等,予以迳改,不出校。凡底本与校本互异,显系底本误、脱、衍、倒者,予以勘正,并出校注明据改、据补、据删、乙正之版本、书名或理由;若难以判定是非或两义均通者,则出校并存,不改动原文,或提出倾向性意见;若属一般性虚词,或义引、节引他书

而无损文义者，或底本不误而显系校本
讹误者，一般不予处理。凡底本中大字
误作小字，或小字误作大字者，则据文
义、体例予以勘正。凡底本与校本虽同，
但据本书体例、文义判定确属有误者，亦
予以勘正，并出校注明校改理由；若虽疑
有误而难以断定者，则不妄改，只出校注
明疑误、疑衍、疑脱、疑倒之处。

　　四、本书底本中，正文标题与目录多
有不同之处，今据本书体例及校本予以
重新订正，或以正文标题改目录，或以目
录改正文标题，或据本书体例予以增删。
凡以目录改正文标题及据体例增删者，
则出校注明；凡以正文标题改目录者，则
不出校。

　　五、本书每卷于"卷"字之前原有
"名医方论"四字，与书名重出，今删之。
又"卷"下均有"新安罗东逸先生评定、

慈水柯韵伯先生恭阅"二行署名文字,与内容无涉,亦删之。

六、注释仅限于冷僻字词或难以理解的名词术语。注音采用拼音与汉字直音相结合;释义以直译为主,尽量不加书证,亦不作考据与发挥。

由于校者水平所限,疏漏之处在所难免,祈望同道不吝示教。

田代华

1999 年 12 月于济南

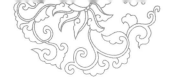

刻方论小序

　　自昔彼美云遐①,良遘② 难再,士生其间,动成慨往,无扣角短骭③ 之谣,有带月归锄④ 之兴。是以陆沉⑤ 之志,思似长沮⑥;麋鹿之情,实甘丰草。微吟午夜,耿

---

　　① 云遐(xiá 霞):云游遐远。指到处漫游,行踪飘忽不定。

　　② 良遘(gòu 够):良遇。

　　③ 扣角短骭(gàn 干):扣,步月楼本及大成书局本均作"叩"。按"扣"同"叩",敲击也。叩角,古代典故,指春秋时甯戚叩牛角而歌,后被齐国重用。短骭,本指胫骨短,身材矮小。亦古代典故,指春秋时晏婴身材矮小,而被齐国重用。

　　④ 带月归锄:带,步月楼本及大成书局本均作"戴"。按"带"同"戴"。带月,"披星带月"之缩写,言昼夜奔波,极其辛劳。归锄,回归农村种地。

　　⑤ 陆沉:陆地无水而沉。比喻隐于世朝,不为人知。

　　⑥ 沮(jǔ):沮丧,灰心丧气。

怀人至曙星;鼾梦北窗,享羲皇①于肱半。虽或果哉,终斯已矣。无如大壑沦漂②,蓬茨渊浸③,三时或馁,九稔④恒饥,则又去而逃死,悬壶⑤给食,于是始为医学。搜时传之秘简,阅指掌之授书,见其《类证》⑥,为编括方,以口尘轩岐于庋坫⑦,霾

---

① 羲(xī希)皇:指上古伏羲氏。陶潜《与子俨等书》:"常言五六月中,北窗下卧,遇凉风暂至,自谓是羲皇上人。"谓此时之人无忧无虑,生活闲适。

② 大壑沦漂:大壑,大海;沦漂,漂流。《庄子·天地》:"大壑之为物也,注焉而不满,酌焉而不竭,吾将游焉。"

③ 蓬茨渊浸:蓬茨,茅屋也;渊浸,深渊也。茅屋、深渊,乃喻环境优雅之处。

④ 稔(rěn):原指谷熟,亦释为年,古以谷一熟为年也。

⑤ 悬壶:悬,原作"县",据步月楼本及大成书局本改。悬壶,典出《后汉书·费长房传》,云:"市中有老翁卖药,悬一壶于肆头。"后乃指行医为悬壶。

⑥《类证》:指朱肱《伤寒类证活人书》。

⑦ 庋(guǐ鬼)坫(diàn店):置放物品的台架。此指学习用的书桌之类。

长沙以云雾,转益膏肓^①,徒增横夭。仲景不云乎:人禀五常,以有五脏,经络府俞,阴阳会通,玄冥幽微,变化难极,自非才高识妙,岂能探其理致? 今之学医,不思识字,讨论经旨,以演其所知,而乃面墙窥管,费^②人试方,老者不愧,少而无知。痛心哉! 不揣^③不敏,每循斯事,思欲究开合之玄枢,抉参同于符易,日与同志数公,旁搜远绍,始自汉代,下迄元明,无下百家,要归一辙,作用底蕴,颇能灿然,因集为《古今名医经论证治汇粹》八卷。方论在其末编,今令先出,请正同学。以诸医方所集,要约简明,皆日用常行,昭昭耳目,用之恒常而易忽,体以证治而或非。

———————————————

① 膏肓:原作"膏旨",据步月楼本及大成书局本改。膏肓,此指重病。典出《左传·成公十年》,云:"疾不可为也,在肓之上,膏之下,攻之不可,达之不及,药不至焉,不可为也。"

② 费:大成书局本作"贾"。

③ 不揣:罗氏之谦词。

虽人人拈，未事事当，用将以为耳前之嚆矢 ①，眸畔之电光。野人搜集，聊涧芹 ② 之一献云尔。其于漏卮无当，固槁项黄馘 ③ 之所固然，而无足道也。因序。

时康熙乙卯巧月既望新安
罗美书于虞山麓之古怀堂

---

① 嚆（hāo 蒿）矢：响箭。

② 涧芹：水旁小草。喻本书价值不大。此罗氏自谦。

③ 槁项黄馘（xù 旭）：出《庄子·列御寇》，指项细脸黄，瘦弱之貌。

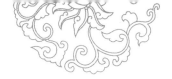

凡　例

一、古之方书，得人乃传，非人勿言，诚重之也。故扁鹊、仓公辈，皆称禁方，不轻授人。后汉张仲景夫子，伤横夭之莫救，博采众方，平脉辨证，著《伤寒杂病论》，公之天下，欲人见病知源，是世医方之祖也。其方发表攻里，固本御邪，内外证治，无乎不备。后人惑伤寒为一家书，束之高阁。即专治伤寒者，又为《活人》《全生》诸书所掩，未尝好学深思，心知其故，则见为古方难用，竞营肤浅，以矜①捷得，所以瓦釜雷鸣②也。兹编本欲以仲景方为首简，恐人犹重视而畏远之，姑以日用诸方表表耳目者为先导，诸方义明，而

---

① 矜（jīn 今）：炫耀夸大。

② 瓦釜雷鸣：出《文选·屈原·卜居》。瓦釜，喻庸下之人；雷鸣，喻惊众也。此言庸医惑众，名不符实。

后入仲景之门，亦行远登高之自尔！

一、汉建安以前，苦于无方，宋元丰以后，《局方》猥赜①，蔓延今时，何有根柢②，漫无指归。惟薛立斋先生所用诸方，简严纯正，可为后法，是编多所采录。而《金匮》《千金》《外台》诸书，及洁古、东垣、太无③、丹溪方之佳者，咸择而录焉。仲景有云：学者能寻余所集，思过半矣。

一、有方即有柄，自仲景始也；有方更有论，自成无己始也。明代赵以德有《金匮衍义》，于方颇有论，吴氏鹤皋著《医方考》，近时医林复有张景岳、赵养葵、喻嘉言、李士材、程郊倩、张路玉、程扶生诸公，各有发明，余喜得而集之矣。然其间或择焉而未精，语焉而未详，亦间有不惬

---

① 猥（wěi 委）赜（zé 责）：猥，烦琐杂碎；赜，幽深难明。

② 柢：原作"抵"，形近致误，据步月楼本及大成书局本改。

③ 太无：指宋末元初医家罗知悌。知悌字子敬，号太无。为朱丹溪之师。

于心者，因与素交诸同人，往来探索古作者之意，时时析疑欣赏，得见一斑①，即各与分方补论，因而附列增入，少开后学，本非啖名，实未辞续貂②之愧云。

一、病名多端，不可以数计③，故仲景分六经而司治之，使百病咸归六经，是扼要法也。后人不知六经为杂病辨证设，竟认为伤寒设，由是仲景辨证之权衡废。夫不知证，便不知方矣。巢元方作《病源》，陈无择作《三因》，为近来医书之祖；华佗之《肘后》④，孙思邈之《千金》，是后来《局方》之祖。然论虽多，方虽广，而不得治之要，实千载迷涂矣。后此继起者，莫不贵叙证之繁，治法之备，集方之盛，求胜

---

① 斑：原作"班"，乃"斑"之借字，步月楼本及大成书局本均作"斑"，今以"斑"字律之，下同。

② 续貂：狗尾续貂之缩写，言以次补好。此罗氏谦词。

③ 计：原作"纪"，音近致误，据步月楼本及大成书局本改。

④ 华佗之《肘后》：按《肘后方》乃晋代葛洪所撰，非华佗所作，此罗氏之误。

前人。不知病名愈多，后学愈昏；方治愈繁，用者愈无把柄。一遇盘根错节，遍试诸方，眇无所措。岂如得仲景法，不于诸病搜索，但于六经讲求，一剂而唾手可愈耶！友人韵伯，于仲景书探讨有年，所著《伤寒论翼》多所发明，故是编于伤寒方中录其论最多，亦欲学者因之，略见仲景一斑耳！

一、吴氏作《医方考》，其意未尝不欲以立方本源，开后学之蒙也。究乃拘证论方，譬多疏注以迁就之，仍与诸家类书无别。夫所谓考者，考其制方之人，命名之义，立方之因，与方之用，因详其药之品味，分两制度，何病是主治，何病可兼治，何病当增减，何病不可用，使人得见之明、守之固也。乃尔分门分方，第知有证之可寻，徒列方以备员[①]，亦何知有方之神奇变化，考其所用之精妙乎？是编非但论其方之因、方之用，详其药性、君臣法制、命

---

① 备员：充数。

名之义而已,必论其内外新久之殊、寒热虚实之机,更引诸方而比类之,又推本方而互通之,论一病而不为一病所拘,明一方而得众病之用,游于方之中,超乎方之外,全以活法示人,比之《方考》,稍有一得耳!

一、僭^①评方论,非取文章,故所批阅,必于眼目肯綮^②,指出所以然,以质证同志。人有共目,则人有同心,非敢僭为臆说也。

一、兹选,不佞^③本以数年心目,遍搜古今名医经论,删纂其要,定为《古今名医汇粹》八卷,实为经论无方之书。兹选

---

① 僭(jiǎn 荐):僭越,谓所做之事超越自己的本分。此罗氏谦词。

② 肯綮(qìng 庆):原指筋骨结合的地方,此喻关键之处。肯,着骨肉;綮,筋骨结合处。

③ 不佞(nìng 宁):犹不才。乃自谦之词。佞,有才能。

《方论》附在末部,今因剞劂① 费繁,兹编先出,用质四方同志。以为可教,祈珠玉见投,以慰饥渴,即当补入正集,用庆大观。

---

① 剞(jī 基)劂(jué 决):指镂刻用的刀和凿子。剞,曲刀;劂,曲凿。此借指雕板印书。

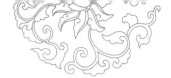

目　　录

I

IV

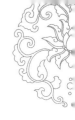

卷一

补中益气汤 ①

（柯韵伯　赵养葵　路丽京　周慎斋）

治阴虚内热，头痛，口渴，表热，自汗，不任风寒，脉洪大，心烦不安，四肢困倦，懒于言语，无气以动，动则气高而喘。

黄芪　人参　云术　炙甘草　陈皮
当归　升麻　柴胡

上八味，加生姜三片，大枣二枚，水煎温服。

柯韵伯曰：仲景有建中、理中二法。风木内干中气，用甘草、饴、枣培土以御风，姜、桂、芍药驱风而泻木，故名曰建中。寒水内凌于中气，用参、术、甘草补土以制水，佐干姜而生土以御寒，故名曰理中。至若劳倦，形气衰少，阴虚而生内热者，表

---

① 汤：此后原有"附三条"3字，今据本书体例删。

症颇同外感,惟东垣知其为劳倦伤脾,谷气不盛,阳气下陷阴中而发热,制补中益气之法。谓风寒外伤其形为有余,脾胃内伤其气为不足,遵《内经》劳者温之,损者益之之义,大忌苦寒之药,选用甘温之品,升其阳以行春生之令。凡脾胃一虚,肺气先绝,故用黄芪护皮毛而开腠理,不令自汗;元气不足,懒言,气喘,人参以补之;炙甘草之甘以泻心火而除烦,补脾胃而生气。此三味除烦热之圣药也。佐白术以健脾;当归以和血;气乱于胸,清浊相干,用陈皮以理之,且以散诸甘药之滞;胃中清气下沉,用升麻、柴胡气之轻而味之薄者,引胃气以上腾,复其本位,便能升浮以行生长之令矣。补中之剂,得发表之品而中自安;益气之剂,赖清气之品而气益倍。此用药有相须①之妙也。是方也,用以补脾,使地道卑而上行;亦可以补心肺,损其

① 相须:指两种功能相似的药物配伍,以增强其疗效。

肺者益其气，损其心者调其营卫也；亦可以补肝木，郁则达之也。惟不宜于肾，阴虚于下者不宜升，阳虚于下者更不宜升也。<small>名论①</small>。凡东垣治脾胃方，俱是益气。<small>特眼</small>。去当归、白术，加苍术、木香，便是调中；加麦冬、五味辈，便是清暑。此正是医不执方，亦是②医必有方。

赵养葵曰：后天脾土，非得先天之气不行。<small>着眼</small>。此气因劳而下陷于肾肝，清气不升，浊气不降，故用升、柴以佐参、芪。是方所以补益后天中之先天也。<small>眉批：益后天之先天，后人未发③</small>。凡脾胃喜甘而恶苦，喜补而恶攻，喜温而恶寒，喜通而恶滞，喜升而恶降，喜燥而恶湿④。此方得之。

---

① 名论：此2字乃罗氏旁注，今移正文，并以小字标出以示区别。后同。

② 是：此前步月楼本及大成书局本有"正"字。

③ 益后天之先天，后人未发：此10字原为罗氏眉批，今移于正文，以小字标出，并加"眉批"2字以示区别。后同。

④ 湿：原作"温"，形近致误，据步月楼本及大成书局本改。

路丽京曰：此为清阳下陷者言之，非为下虚而清阳不升者言之也。倘人之两尺虚微者，或是癸水①销竭，或是命门火衰，若再一升提，则如大木将摇而拔其本也。眉批：此韵伯所谓独不宜于肾也。

周慎斋曰：下体痿弱，虚弱者不可用补中，必当以八味丸治之。凡内伤作泻，藏附子于白术中，令其守中以止泄也；表热，藏附子于黄芪中，欲其走表以助阳也。

黄芪建中汤

（喻嘉言）

治虚劳里急，悸，衄，腹中痛，梦失精，四肢酸疼，手足烦热，咽干口燥，诸不足。

黄芪　胶饴　白芍　甘草　桂枝
生姜　大枣

上七味，水煎服。

喻氏②曰：虚劳而至于亡血失精，津

---

① 癸水：指肾阴。癸在五行属水，肾亦属水，故以癸代肾。

② 喻氏：即喻嘉言。

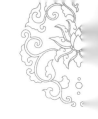

液枯槁，难为力矣。《内经》于针、药所莫制者，调以甘药。《金匮》遵之而用黄芪建中汤，急建其中气，俾饮食增而津液旺，以至充血生精，而复其真阴之不足。但用稼穑作甘之本味，而酸辛咸苦在所不用，盖舍此别无良法也。然用法贵立于无过之地，宁但呕家不可用建中之甘，即服甘药，微觉气阻气滞，更当虑甘药太过令人中满，早用陈皮、砂仁以行之可也。不然，甘药又不可恃，更将何所恃哉？后人多用乐令建中汤①、十四味建中汤。虽无过甘之弊，然乐令方中前胡、细辛为君，意在退热，而阴虚之热则不可退；十四味方中用附、桂、苁蓉，意在复阳，而阴虚之阳未必可复。又在用方之善为裁酌矣。

又曰：伤寒有小建中一法，治二三日心悸而烦，以其人中气馁弱，不能送邪外出，故用饴糖之甘，小小建立中气以祛邪

————————

① 乐令建中汤：此与后"十四味建中汤"，均为《太平惠民和剂局方》之方。

也。《金匮》有黄芪建中一法，加黄芪治虚劳里急，自汗，表虚，肺虚，诸不足症，而建其中之卫气也。《金匮》复有大建中一法，以其人阴气上逆，胸中大寒，呕不能食，而腹痛至极，用蜀椒、干姜、人参、饴糖，大建其中之阳，以驱逐浊阴也。后人复广其义曰：乐令建中汤，治虚劳发热，以之①并建其中之荣血。曰：十四味建中汤，治脏气里虚，以之两建其脾中肾中之阴阳。仲景为祖，后人为孙，使虚羸之体，服建中之后，可汗可下，诚足恃也。至理中，则燮理之义；治中，则分治之义；补中、温中，莫非惠先京国之义。缘伤寒外邪逼域中，法难尽用，仲景但于方首，以小之一字示其微义，至《金匮》始尽建中之义，后人引伸触类，曲畅建中之旨，学者心手之间，所当会其大义也。

---

① 之：原作"下"，步月楼本、大成书局本同，据下文"以之两建其脾中肾中之阴阳"文例改。

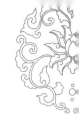

人参养荣汤

（柯韵伯）

治脾肺俱虚，发热恶寒，肢体瘦倦，食少作泻等症。若气血虚而变见诸症，勿论其病其脉，但用此汤，诸症悉退。

人参　白术　茯苓　甘草　黄芪
陈皮　当归　熟地　白芍　五味子　桂
心　远志

上十二味，加姜三片，枣二枚，水煎服。

柯韵伯曰：古人治气虚以四君，治血虚以四物，气血俱虚者以八珍，更加黄芪、肉桂，名十全大补，宜乎万举万当也。而用之有不获效者，盖补气而不用行气之品，则气虚之甚者，无气以受其补；补血而仍用行血之物于其间，则血虚之甚者，更无血以流行。眉批：议方确妙。故加陈皮以行气，而补气者悉得效其用；去川芎行血之味，而补血者因以奏其功。此善治者，只一加一减，便能转旋造化之机也。然气可召而至，血易亏难成，苟不有以求其血脉之主而养之，则营气终归不足，故倍人参为君，而佐以远志之苦，先入心以安神定志，使甘温之品始得化而为血，以奉生身。又心苦缓，必得五味子之酸以收敛神明，使营行脉中而流于四脏，名之曰养荣，不必仍十全之名，而收效有如此者。

归脾汤

（罗东逸　张路玉）

治思虑伤脾，或健忘、怔忡、惊悸、盗汗、寤而不寐；或心脾作痛，嗜卧，少食，月经不调。

人参　黄芪　甘草　白术　茯苓木香　龙眼肉　酸枣仁　当归　远志

姜三片，水煎服。

罗东逸曰：方中龙眼、枣仁、当归，所以补心也；参、芪、术、苓、草，所以补脾也。立斋加入远志，又以肾药之通乎心者补之,是两经兼肾合治矣。而特名归脾何也?夫心藏神,其用为思;脾藏智,其出为意。是神智思意,火土合德①者也。心以经营之久而伤,脾以意虑之郁而伤,则母病必传诸子,子又能令母虚,所必然也。其症则怔忡、怵惕、烦躁之征见于心,饮食倦怠、不能运思、手足无力、耳目昏眊②之征③见于脾。故脾阳苟不运,心肾必不交。彼黄婆④者若不为之媒合,则已不能摄肾归心,而心阴何所赖以养?此取坎填离⑤者,所以必归之脾也。其药一滋心阴,一养脾阳,取乎健者,以壮子益母;然

----

① 火土合德:心属火,脾属土,火能生土。故火土德者,意谓心脾功能相互配合也。

② 眊(mào 冒):目视不明貌。

③ 征:原作"症",步月楼本同,据前文例及大成书局本改。

④ 黄婆:指脾脏,以其脾色黄也。

⑤ 取坎填离:坎、离,均为八卦之一。坎居北方属水,常借指肾;离居南方属火,常借指心。用肾阴以滋心阴,故曰"取坎填离"。

恐脾郁之久,伤之特甚,故有①取木香之辛且散者,以阖②气醒脾,使能急通脾气,以上行心阴。脾之所归,正在斯耳!

张路玉曰:补中益气与归脾,同出保元,并加归、术,而有升举胃气、滋补脾阴之不同。此方滋养心脾,鼓动少火,妙以木香调畅诸气。世以木香性燥不用,服之多致痞闷,或泄泻、减食者,以其纯阴无阳,不能输化药力故耳。

保元汤

(柯韵伯)

治气虚血弱之总方也。小儿惊痘家虚者最宜。

黄芪三钱　　人参二钱　　甘草一钱　　肉桂

春夏二三分,秋冬六七分

上四味,水煎服。

柯韵伯曰:保元者,保守其元气之谓

---

① 有:通"又"。

② 阖(kāi 开):开通也。

也。气一而已，主肾为先天真元之气，主胃为后天水谷之气者，此指发生而言也。又水谷之精气，行于经隧为营气；水谷之悍气，行于脉外为卫气；大气之积于胸中，而司呼吸者为宗气。是分后天运用之元气而为三也。又外应皮毛，协营卫，而主一身之表者，为太阳膀胱之气；内通五脏，司治节，而主一身之里者，为太阴肺经之气；通行内外，应腠理，而主一身之半表半里者，为少阳三焦之气。是分先天运行之元气而为三也。眉批：条分诸气，足开后学之蒙。

此方用黄芪护表，人参固里，甘草和中，三气治而元气足矣。昔李东垣以此三味，能泻火、补金、培土，为除烦热之圣药；镇小儿惊，效如桴鼓。魏桂岩得之，以治痘家阳虚顶陷，血虚浆清，皮薄发痒，难灌难敛者，始终用之。以为血脱须补气，阳生则阴长，有起死回生之功，故名之为保元也。又少佐肉桂，分四时之气而增损之。谓桂能治血，以推动其毒，扶阳益气，以充达周身。血在内，引之出表，则气从内托；血外散，引之归根，则气从外护。参、芪非桂引道，不能独树其功；桂不得甘草和平气血，亦不能绪其条理。要非寡闻浅见者，能窥其万一也。四君中不用白术，避其燥；不用茯苓，恐其渗也。用桂而不用四物者，芎之辛散，归之湿润，芍之酸寒，地黄之泥滞故耳。如宜燥则加苓、术，宜润加归，宜收加芍，当散加芎。又表实去芪，里实去参，中满忌甘，内热除桂，斯又当理会矣。

眉批：推明加减，其法灿然。

又云：人知火能克金，而不知气能胜火；人知金能生水，而不知气即是水。此义唯东垣知之，故曰参、芪、甘草，除烦热之圣药。要知气旺则火邪自退。丹溪云气有余便是火，不知气上腾便是水。眉批：妙理独发。

四君子汤

（张路玉）

治面色痿白，言语轻微，四肢无力，脉

来虚弱者。若内热，或饮食难化作酸，乃属虚火，须加炮姜。

人参　白术　茯苓　甘草各二钱

水煎，加姜、枣。

加陈皮，为五味异功散。加陈皮、半夏，为六君子汤。

张路玉曰：气虚者，补之以甘，参、术、苓、草，甘温益胃，有健运之功，具冲和之德，故为君子。若合之二陈，则补中微有消导之意。盖人之一身，以胃气为本。胃气旺，则五脏受荫；胃气伤，则百病丛生。故凡病久不愈，诸药不效者，惟有益胃、补肾两途。故用四君子随症加减，无论寒热补泻，先培中土，使药气四达，则周身之机运流通，水谷之精微敷布，何患其药之不效哉！是知四君、六君，为司命之本也。更加砂仁、木香，名香砂六君子。

香砂六君子汤

（柯韵伯）

治气虚肿满，痰饮结聚，脾胃不和，变生诸症者。

人参一钱　白术二钱　茯苓二钱　甘草七分　陈皮八分　半夏一钱　砂仁八分　木香七分

上生姜二钱，水煎服。

柯韵伯曰：《经》曰：壮者气行则愈，怯者著而为病。盖人在气交之中，因气而生，而生气总以胃气为本。食入于阴，长气于阳，昼夜循环，周于内外。一息不运，便有积聚，或胀满不食，或生痰留饮，因而肌肉消瘦，喘咳呕哕，诸症蜂起，而神机化绝矣。四君子，气分之总方也。人参致冲和之气，白术培中宫，茯苓清治节，甘草调五脏，诸气既治，病安何来？然拨乱反正，又不能无为而治，必举夫行气之品以辅之，则补品不至泥而不行。故加陈皮以利

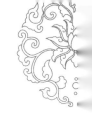

肺金之逆气,半夏以疏脾土之湿气,而痰饮可除也;加木香以行三焦之滞气,缩砂以通脾肾之元气,膹郁可开也。四君得四辅,而补力倍宣;四辅有四君,而元气大振。相须而益彰者乎!

四物汤

(张路玉)

治一切血虚、血热、血燥诸症。

当归　熟地各三钱　川芎一钱五分　白芍二钱,酒炒

上四味,水煎服。

张路玉曰:四物为阴血受病之专剂,非调补真阴之的方。方书咸谓四物补阴,遂以治阴虚发热、火炎失血等证,蒙害至今。又专事女科者,咸以此汤随症漫加风、食、痰、气等药,纷然杂出。其最可恨

者,莫如坎离丸① 之迅扫虚阳,四物二连②
之斩削真气,而庸工利其有劫病之能,咸
乐用之,何异于操刃③ 行劫耶!庸工可庸。
先辈治上下失血过多,一切血药置而不
用,独推独参汤、童便以固其脱者,以有形
之血不能速生,无形之气所当急固也。昔
人有言:见血无治血,必先调其气。又云:
四物汤不得补气药,不能成阳生阴长之
功。诚哉言也!然余尝谓此汤,伤寒火邪
解后,余热留于血分,至夜微热不除,或合
柴胡,或加桂枝,靡不应手辄效,不可没其
功也。

---

① 坎离丸:《摄生众妙方》方。由四物汤加黄
柏、知母组成,主治虚损,阴虚咳嗽。

② 四物二连:即四物二连汤,为《医垒元戎》方。
由四物汤加黄连、胡黄连组成,主治妇人伤酒、亡
血,虚劳五心烦热者。

③ 刃:步月楼本及大成书局本均作"刀"。
义同。

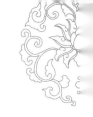

圣愈汤

（柯韵伯）

治一切失血，或血虚烦渴燥热，睡卧不宁，五心烦热，作渴等证①。

四物汤加人参、黄芪。一方去芍药。

上水煎服。

柯韵伯曰：《经》曰：阴在内，阳之守也；阳在外，阴之使也。故阳中无阴，谓之孤阳；阴中无阳，谓之死阴。丹溪曰：四物皆阴，行天地闭塞之令，非长养万物者也。故四物加知、柏，久服便能绝孕，谓其嫌于无阳耳。此方取参、芪配四物，以治阴虚、血脱等证。盖阴阳互为其根，阴虚则阳无所附，所以烦热燥渴，而阳亦亡；气血相为表里，血脱则气无所归，所以睡卧不宁，而气亦脱。然阴虚无骤补之法，计在存阳；

---

① 证：步月楼本及大成书局本均作"症"。按本书证、症多混用，乃二字古通也。今多以"证"作"证候"，以"症"作"症状"。为保存原貌，姑仍其旧。

血脱有生血之机,必先补气。_{正法。}此阳
生阴长,血随气行之理也。故曰阴虚则无
气,无气则死矣。此方得仲景白虎加人参
之义而扩充者乎? 前辈治阴虚,用八珍、
十全,卒不获效者,因甘草之甘,不达下
焦;白术之燥,不利脾肾;茯苓渗泄,碍乎
生升;肉桂辛热,动其虚火。此六味,皆醇
厚和平而滋润,服之则气血疏通,内外调
和,合于圣度矣。

当归补血汤

(吴鹤皋)

治男妇肌热,面赤,烦渴引饮,脉来洪
大而虚,重按全无。

当归二钱　黄芪一两

水煎服。

吴鹤皋曰:血实则身凉,血虚则身热,
或以饥困劳役,虚其阴血,则阳独治,故诸
症生焉。此证纯象白虎,但脉大而虚,非

大而长为辨耳!《内经》所谓脉虚血虚①是也。当归味厚,为阴中之阴,故能养血。黄芪则味甘,补气者也。今黄芪多数倍,而云补血者,以有形之血不能自生,生于无形之气故也。《内经》云阳生阴长,是之谓耳。

酸枣仁汤

(罗东逸)

治虚劳虚烦不得眠。

酸枣仁二升　甘草一两　知母二两　茯苓二两　川芎二两

上五味,以水八升,煮枣仁得六升,纳②药煮取三升,分温三服。

罗东逸曰:《经》曰:肝藏魂。人卧则血归于肝。又曰:肝者,罢③极之本。又

---

① 虚:步月楼本及大成书局本均作“实”,误。后凡校本有误者,不出校。

② 纳:原作“内”,乃“纳”之古字,今凡作“纳入”之义者,均以“纳”律之,后同。

③ 罢(pí皮):通“疲”。

曰：阳气者，烦劳则张，精绝。故罢极必伤肝，烦劳则精绝，肝伤、精绝则虚劳虚烦不得卧明矣。枣仁酸平，应少阳木化，而治肝极者，宜收宜补，用枣仁至二升，以生心血，养肝血，所谓以酸收之、以酸补之是也。顾肝郁欲散，散以川芎之辛散，使辅枣仁通肝调营，所谓以辛补之。肝急欲缓，缓以甘草之甘缓，防川芎之疏肝泄气，所谓以土葆之。然终恐劳极则火发于肾，上行至肺，则卫不合而仍不得眠，故以知母崇水①，茯苓通阴，将水壮金清而魂自宁，斯神凝魂藏而魄且静矣。此治虚劳肝极之神方也。

养心汤

（吴于宣）

治心神不足，梦寐不宁，惊悸、健忘等症。

---

① 崇水：谓滋养肾阴也。崇，充养也；水，肾阴也。

白芍　当归　人参　远志　麦门冬
黄芩　山药　芡实　莲须　酸枣仁　茯
神　石莲子

上十二味,水煎服。

吴于宣曰:《难经》云:心不足者①,调
其荣卫。荣卫者,血脉之所出,而心主之。
故养心者,莫善于调荣卫也。然荣卫并出
中州②,荣淫精于肝,而浊气归心;卫气通
于肺,而为心相;肾受心营、肺卫之归,而
又升精于离③,以成水火既济。是三脏
者,皆心之助,而调荣卫者,所必出于是
也。故调荣卫,调其四脏,而心养矣。是
方人参、茯神以神养心,枣仁、归、芍以母
养肝,山药、门冬、黄芩以清养肺,莲须、芡
实、石莲、远志以涩养精而升之,于是神明

---

　　① 心不足者:《难经·十四难》作"损其心者"。

　　② 中州:即中焦脾胃也。脾胃属土,居中焦,
故言。

　　③ 离:八卦之一,位居南方,属火,故常借指心,
以心亦属火也。

之君主，泰然于天钧^①之上矣。此养心之旨也。

独参汤

（柯韵伯）

治元气虚而不支，脉微欲绝，及妇人血崩，产后血晕。

人参<small>分量随人随症</small>

须上拣者浓煎顿服，待元气渐回，随症加减。

柯韵伯曰：一人而系一世之安危者，必重其权而专任之；则一物而系一人之死生者，当重其分两而独用之。《春秋运斗枢》云：摇光星散，而为人参。所以下有人参，上有紫气，物华天宝，洵^②神物也。故先哲于气虚血脱之证，独用人参三两，浓煎顿服之，能挽回性命于瞬息之间，非

---

① 天钧：出《庄子·齐物论》。原指万物循环变化的一种自然等同状态。此喻心神正常统帅五脏之意。钧，陶钧，制陶器所用之转轮。

② 洵（xén 旬）：诚然；确实。

他物所可代。世之用者，恐或补住邪气，些少以姑试之，或加消耗之味以监制之，其权不重，力不专，人何赖以得生？无论庸工莫知，即负盛名①者，尚习焉不察，可叹！如古方霹雳散②、独圣散③、大补丸④、举卿古拜⑤等方，皆用一物之长，而取效最捷，于独参汤何疑耶？然又当随机应变，视病机为转旋，故独参汤中，或加童便，或加姜汁，或加附子，或加黄连，相得相须，而相与有成，亦不碍其为独。如薛新甫治中风，加

①盛名：原作"名下"，据步月楼本及大成书局本改。

②霹雳散：《证类本草》方，药用炮附子一枚，主治阴盛格阳证。

③独圣散：有多个处方，药物不一，如《保命集》用瓜蒂一两吐风痫痰涎；《仁斋直指小儿方》用穿山甲治痘疹倒陷色黑等，不知此所指为何。

④大补丸：《丹溪心法》方，药用黄柏一味，治下焦湿热，阴火亢极，筋骨痿软。

⑤举卿古拜：方散名，出《明医指掌》，乃华佗"愈风散"之异名。方用荆芥一味，主治产后中风口噤，神昏抽搐。

人参两许于三生饮中，以驾驭其抑，此真善用独参汤者。

炙甘草汤①

（喻嘉言　柯韵伯）

治伤寒脉结代、心动悸者。《外台》又治肺痿，咳吐多，心中温温液液者。

甘草四两，炙　生地黄一斤　麦冬半斤　人参一两　桂枝三两　生姜二两　大枣十二枚　阿胶二两　麻仁半斤

上九味，以酒七升，水八升，煮取三升，去滓，入胶溶尽，温服一升，日三服。一名复脉汤。

喻嘉言曰：按此汤，仲景伤寒门治邪少虚多，脉结代、心动悸之圣方也。一名复脉汤。《千金翼》用之以治虚劳。《外台》用之以治肺痿。然本方所治，亦何止于二病？仲景诸方，为生心之化裁，亦若是而已矣。《外台》所取，在于益肺气之

---

① 汤：此后原有"论二条"3字，据本书体例删。

虚,润肺金之燥。至于桂枝辛热,似有不宜,而不知桂枝能通营卫、致津液,营卫通、津液致,则肺气转输,浊沫以渐而下,尤为要药,所以云治心中温温液液者。

柯韵伯曰:仲景于脉弱者,用芍药以滋阴,桂枝以通血,甚则加人参以生脉,未有用地黄、麦冬者,岂以伤寒之法,义重扶阳乎?抑阴无骤补之法与?此以心虚、脉结代,用生地为君,麦冬为臣,峻补真阴,开后学滋阴之路。地黄、麦冬味虽甘而气大寒,非发陈蕃秀之品,必得人参、桂枝以通脉,生姜、大枣以和营,阿胶补血,酸枣安神,甘草之缓不使速下,清酒之猛捷于上行,内外调和,悸可宁而脉可复矣。酒七升,水八升,只取三升者,久煎之则气不峻,此虚家用酒之法,且知地黄、麦冬得酒良。

逍遥散

（赵羽皇）

治肝家血虚火旺，头痛，目眩，颊赤，口苦，倦怠，烦渴，抑郁不乐，两胁作痛，寒热，小腹重坠，妇人经水不调，脉弦大而虚。

当归　芍药酒炒　白术炒　茯苓　甘草炙　柴胡各一钱

加味逍遥散，即此方加丹皮、山栀炒，各五分。

赵羽皇曰：五脏苦欲补泻云：肝苦急，急食甘以缓之。盖肝性急，善怒，其气上行则顺，下行则郁，郁则火动，而诸病生矣。故发于上则头眩、耳鸣，而或为目赤；发于中则胸满、胁痛，而或作吞酸；发于下则少腹疼疝，而或溲溺不利；发于外则寒热往来，似疟非疟。凡此诸症何？莫非肝郁之象乎！眉批：治肝之法尽矣。而肝木之所以郁者，其说有二：一为土虚不能升木也，一为血少不能养肝也。盖肝为木气，全赖土以滋培，水以灌溉。若中气虚，则九地①不升，而木因之郁；阴血少，则木无水润，而肝遂以枯。眉批：养葵曰：人知木克土，不知土升木。知言哉！方用白术、茯苓者，助土德以升木也；当归、芍药者，益荣血以养肝也；丹皮解热于中，草、栀清火于下。独柴胡一味，一以厥阴报使，一以升发诸阳。《经》云：木郁则达之。柴胡其要矣！

二陈汤

（李士材　吴鹤皋）

027

治肥盛之人，湿痰为患，喘咳，胀满。

半夏三钱　茯苓三钱　陈皮去白，三钱

甘草一钱

上四味，加姜三片，水煎服。

李士材曰：肥人多湿，湿挟热而生痰，火载气而逆上。半夏之辛，利二便而去湿；陈皮之辛，通三焦而理气；茯苓佐半

————

① 九地：指脾气。因地亦土也，而脾属土。

夏,共成燥湿之功;甘草佐陈皮,同致调和之力。成无己曰:半夏行水气而润肾燥,《经》曰辛以润之是也。行水则土自燥,非半夏之性燥也。<small>眉批:半夏议明晰。</small>或曰有痰而渴,宜去半夏,代以贝母。

吴鹤皋曰:渴而喜饮者易之,不能饮水,虽渴宜半夏也。此湿为本,热为标,所谓湿极而兼胜己之化,非真象也。又东南之人,湿热生痰,故丹溪恒主之。加枳实、砂仁,即名枳砂二陈汤,其性较急也。先哲曰:二陈为治痰之妙剂,其于上下左右,无所不宜,然止①能治痰之标,不能治痰之本。痰本在脾在肾,治者详之。

生脉散

(柯韵伯)

治热伤元气,气短,倦怠,口干,出汗。

人参　麦门冬　五味子

水煎服。

---

① 止:通"只"。

柯韵伯曰：肺为娇脏，而朝百脉，主一身元气者也。形寒饮冷则伤肺，故伤寒有脉结代与脉微欲绝之危；暑热刑金则伤肺，故伤热有脉来虚散之足虑。然伤寒是从前来者，为实邪，故虽脉不至，而可复可通；伤热是从所不胜来者，为贼邪，非先从滋化其源，挽回于未绝之前，则一绝而不可复。此孙真人为之急培元气，而以生脉名方也。麦冬甘寒，清权衡治节之司；人参甘温，补后天营卫之本；五味酸温，收先天天癸之原。三气通而三才立，水升火降，而合既济之理矣。

仲景治伤寒，有通脉、复脉二法。少阴病里寒外热，下利清谷，脉微欲绝者，制通脉四逆汤，温补以扶阳；厥阴病外寒内热，心动悸，脉结代者，制复脉汤，凉补以滋阴。同是伤寒，同是脉病，而寒热异治者，一挽坎阳①之外亡，一清相火之内炽也。生脉散本复脉立法，外无寒，故不用

———————————

① 坎阳：肾阳也。

姜、桂之辛散；热伤无形之气，未伤有形之血，故不用地黄、阿胶、麻仁、大枣，且不令其泥膈而滞脉道也。心主脉而苦缓，急食酸以收之，故去甘草而加五味矣。脉资始于肾，资生于胃，而会于肺。仲景二方重任甘草者，全赖中焦谷气，以通之复之，非有待于生也，此欲得下焦天癸之元气以生之，故不藉甘草之缓，必取资于五味之酸矣。

理中汤

（程郊倩）

治中气不运，腹中不实，口失滋味，病久不食，脏腑不调，与伤寒直中太阴，自利不渴，寒多而呕等证。

人参　白术　干姜炮　甘草炙，各一钱五分

水煎服。加附子，即名附子理中汤。

程郊倩曰：阳之动，始于温，温气得而

谷精运，谷气升而中气赡①，故名曰理中。实以燮理之功，予中焦之阳也。若胃阳虚，即中气失宰，膻中无发宣之用，六腑无洒陈之功，犹如釜薪失焰，故下至清谷，上失滋味，五脏凌夺，诸症所由来也。参、术、炙草，所以固中州；干姜辛以守中，必假之以焰釜薪而腾阳气。是以谷入于阴，长气于阳，上输华盖②，下摄州都③，五脏六腑皆以受气矣。此理中之旨也。若水寒互胜，即当脾肾双温，附子之加，而命门益，土母温矣。

---

① 赡（shàn 善）：充足。

② 华盖：原指帝王的车盖。肺居五脏之上，形如华盖，故中医借指为肺脏。

③ 州都：州，通"洲"；都，通"渚"。原指水中可居之地。膀胱为水腑，主贮尿排尿，故中医借指为膀胱。

《三因》芪附、术附、参附三汤合论①

（喻嘉言）

治阳虚自汗，寒湿沉痼，阳虚阴盛。

黄芪一两　附子五钱　名芪附汤。

白术一两　附子五钱　名术附汤。

人参一两　附子五钱　名参附汤。

水煎，分三服。

喻嘉言曰：卫外之阳不固而自汗，则用芪附；脾中之阳遏郁而自汗，则用术附；肾中之阳浮游而自汗，则用参附。凡属阳虚自汗，不能舍三方为治。然三方之用大矣，芪附可以治虚风，术附可以治寒湿，参附可以壮元神，三者亦交相为用。若用其所当用，功效若神，诚足贵也。以黄芪、人参为君，其长驾远驭，附子固不足以自恣，术虽不足以制附，然遇阳虚阴盛，寒湿沉痼，即生附在所必用，何取制伏为耶？《金匮》白术附子汤中，加甘草一味以治

---

① 合论：此2字原无，据目录及本书体例补。

痹症,岂非节制之师乎？急症用其全力，即不可制；缓症用其半力，即不可不制。至如急中之缓，缓中之急，不制而制，制而不制，妙不能[①]言。

清暑益气汤

（吴鹤皋　程郊倩）

长夏湿热蒸炎，四肢困倦，精神减少，身热，气高，烦心，便黄，渴而自汗，脉虚者，此方主之。

人参　黄芪　甘草　白术　苍术一钱五分[②]　神曲　青皮　升麻　干葛　麦冬　五味　当归　黄柏　泽泻　广皮

水煎温服。

吴鹤皋曰：暑令行于夏，至长夏则兼湿令矣。此方兼而治之。炎暑则表气易泄，兼湿则中气不固，黄芪所以实表，白术、神曲、甘草所以调中；酷暑横流，肺金

---

① 能：大成书局本作"可"。

② 一钱五分：按上下诸药均无用量，此味独有者，或因其味性燥，不可过量也。

受病,人参、五味、麦冬所以补肺、敛肺、清肺,《经》所谓扶其所不胜也;火盛则水衰,故以黄柏、泽泻滋其化源;津液亡则口渴,故以当归、干葛生其胃液;清气不升,升麻可升;浊气不降,二皮可理;苍术之用,为兼长夏湿也。

程郊倩曰:人知清暑,我兼益气,以暑伤气也。益气不独金能敌火,凡气之上腾而为津为液者,向下即肾中之水,水气足,火淫自却也。

附:暑门诸方论
(喻嘉言)

喻嘉言曰:元丰朝① 立和剂局,萃集医家经验之方,于中暑一门独详,以夏月暑证,五方历试,见闻广耳。其取用小半夏茯苓汤,不治其暑,专治其湿。又以半夏、茯苓,少加甘草,名消暑丸,见消暑在消其湿矣。其香薷饮,用香薷、扁豆、厚朴为主方,热盛则去扁豆,加黄连为君,治其

古今名医方论

034

---

① 元丰朝:即宋朝神宗元丰年间(1078－1085)。

心火；湿甚则去黄连，加茯苓、甘草，治其脾湿。其缩脾饮，则以脾为湿所浸淫而重滞，于扁豆、葛根、甘草中，佐以乌梅、砂仁、草果，以快脾而去脾所恶之湿；甚则用大顺散、来复丹，以治暑证之多泻利者，又即缩脾之意而推之也。其枇杷叶散，则以胃为湿所窃据而浊秽，故用香薷、枇杷叶、丁香、白茅香之辛香，以安胃而去胃所恶之臭；甚则用冷香饮子，以治暑证之多呕吐者，又即枇杷叶散而推之也。医者于湿热、虚寒、浅深、缓急间酌而用之，其利溥矣。而后来诸贤，以益虚继之。河间之桂苓甘露饮①，五苓三石，意在生津液以益胃之虚。子和之桂苓甘露饮，用人参、甘草、葛根、香薷、木香，益虚之中又兼去浊；或用十味香薷饮，于《局方》五味中，增人参、黄芪、白术、陈皮、木瓜，益虚以去湿热。乃至东垣之清暑益气汤、人参黄芪

---

① 桂苓甘露饮：《伤寒直格》方，《宣明论方》作"桂苓甘露散"，药物组成即后文所言"五苓三石"（五苓散加滑石、石膏、寒水石）。

汤，又补中实卫以去其湿热，肥白内虚之人，勿论中暑与否，所宜频服者也。中暑必显躁烦热闷，东垣仿仲景竹叶石膏汤之制，方名清燥汤，仍以去湿为首务。夫燥与湿，相反者也，而清燥亦务除湿，非东垣具过人之识，不及此矣。又如益元散之去湿，而加辰砂则并去其热。五苓散之去湿，而加人参则益虚，加辰砂减桂则去热。白虎汤加人参则益虚，加苍术则胜湿。合之《局方》，则大备矣。然尚有未备者，暑风一症，卒倒类乎中风，而未可从风门索治，《百一选方》大黄龙丸，初不为暑风立法，而愚见从而赞之曰：有中暍昏死，灌之立苏。此可得治暑风一斑矣。倘其人阴血素亏，暑毒深入血分者，《良方》①复有地榆散。治中暑昏迷，不醒人事而欲死者，但用平常凉血之药，清解深入血分之暑风。此以心火暴甚，煎熬真阴，舍清心凉血之外无可泼灭者，美其名曰泼火散，

---

① 《良方》：此指陈自明《妇人大全良方》。

知言哉！

竹叶黄芪汤

（柯韵伯）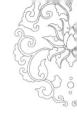

治消渴，气血虚，胃火盛而作渴。

淡竹叶　生地黄各二钱　黄芪　麦冬
当归　川芎　黄芩　甘草　芍药　人参
半夏　石膏各一钱

上水煎服。

柯韵伯曰：气血皆虚，胃火独盛，善治
者补泻兼施，寒之而不至亡阳，温之而不
至于助火，扶正而邪却矣。四君子，气药
也，加黄芪而去苓、术，恐火就燥也。四物
汤，血药也，地黄止用生者，正取其寒也。
人参、黄芪、甘草治烦热之圣药，是补中有
泻矣。且地黄之甘寒，泻心肾之火，竹叶
助芍药清肝胆之火，石膏佐芍药清脾胃之
火，麦冬同黄芩清肺肠之火，则胃火不得
独盛，而气血之得补可知。惟半夏一味，
温中辛散，用之大寒剂中，欲其通阴阳之

路也。岐伯治阴虚而目不瞑者,饮以半夏汤,覆杯则卧。今人以为燥而渴者禁用,是不明阴阳之理耳。

清燥救肺汤_{喻氏制}①

(喻嘉言　柯韵伯)

主治诸气膹郁,诸痿喘呕。

桑叶_{经霜者,三钱}　石膏_{二钱五分,煅}　甘草_{一钱}　人参_{七分}　胡麻仁_{一钱,炒研}　真阿胶_{八分}　麦冬_{一钱二分}　杏仁_{去皮尖,炒黄,七分}　枇杷叶_{去毛,蜜炙,用一片}

上九味,以水一碗,煎六分,频频二三次滚热服。

痰多,加贝母、瓜蒌;血枯,加生地;热甚,加犀角、羚羊角,或加牛黄。

喻嘉言曰:按诸气膹郁之属于肺者,属于肺之燥也。而古今治气郁之方,用辛香行气,绝无一方治肺之燥者。诸痿喘呕

---

① 制:此后原有"论二条"3字,今据本书体例删。

之属于上者,亦属于肺之燥也。而古今治法,以痿、呕属阳明,以喘属肺,是则呕与痿属之中下,而惟喘属上矣,所以亦无一方及于肺之燥也。即喘之属于肺者,非表即下,非行气即泻气,间有一二用润剂者,又不得其肯綮。今拟此方名清燥救肺,大约以胃为主,胃土为肺金之母也。可法。其天冬、知母能清金滋水,以苦寒而不用,至如苦寒降火之药,尤在所忌。可法。盖肺金自至于燥,所存阴气不过一线耳!倘更以苦寒下其气、伤其胃,其人尚有生理乎?诚仿此增损,以救肺燥变生诸症,庶克有济耳。

　　柯韵伯曰:古方用香燥之品以治气郁,不获奏效者,以火就燥也。惟缪仲醇知之,故用甘凉滋润之品,以清金保肺立法。喻氏宗其旨,集诸润剂而制清燥救肺汤,用意深,取药当,无遗蕴矣。石膏、麦冬禀西方之色,多液而甘寒,培肺金主气之源,而气可不郁;土为金母,子病则母虚,用甘草调补中宫生气之源,而金有所恃;金燥则水无以食气而相生,母令子虚矣,取阿胶、胡麻黑色通肾者,滋其阴以上通生水之源,而金始不孤;西方虚,则东实矣,木实金平之,二叶禀东方之色,入通于肝,枇杷叶外应毫毛,固肝家之肺药,而经霜之桑叶,非肺家之肝药乎?损其肺者益其气,人参之甘以补气;气有余便是火,故佐杏仁之苦以降气,气降火亦降,而治节有权;气行则不郁,诸痿喘呕自除矣。要知诸气膹郁,则肺气必大虚,若泥于肺热伤肺之说,而不用人参,必郁不开而火愈炽,皮聚毛落,喘而不休。此名之救肺,凉而能补之谓也。<small>可法。</small>若谓实火可泻,而久服芩、连,反从火化,亡可立待耳! 愚所以服膺^① 此方而深赞之。

---

① 服膺:衷心佩服。

当归六黄汤

（季楚重）

治阴虚有火，令人盗汗者。

当归　生地　熟地　黄芪　黄芩
黄连　黄柏

水煎服。

季楚重曰：汗本心之液，其出入关乎肝、肺。营[1]分开合肝司之，卫分开合肺司之。顾营卫各有所虚，则各有所汗，阳虚汗责在卫，阴虚汗责在营。然必相须为用，卫气不固于外，由阴气之不藏；营气失守于中，由阳气之不密。故治盗汗之法有二：一由肝血不足，木不生火，而心亦虚，酸枣仁汤补肝即以补心也；一以肝气有余，木反侮金，而肺亦虚，当归六黄汤治肝以治肺也。是方当归之辛养肝血，黄连之苦清肝火，一补一泄，斯为主治；肝火之

卷
一

041

① 营：原作"荣"，步月楼本同。按营、荣，二字古通，然本节后文俱作"营"，故据文例及大成书局本改。

动,由水虚无以养,生地凉营分之热,熟地补髓中之阴,黄柏苦能坚肾,是泻南补北之义也;肝木之实,由金虚不能制,黄芪益肺中之气,黄芩清肺中之热,是东实西虚之治也。惟阴虚有火,关尺脉旺者始宜。若阴虚无气,津脱液泄,又当以生脉、六味固阴阳之根。若用芩、连、柏苦寒伤胃,使金水益虚,木火益旺,有措手不及之虞矣。

苓桂术甘汤 ①《金匮》

治心下有痰饮,胸胁支满,目眩。又曰:短气有微饮,当从小便去之,苓桂术甘汤主之,肾气丸亦主之。<small>肾气丸已见。</small>

茯苓<small>四两</small>　桂枝<small>三两</small>　白术<small>三两</small>　甘草<small>三两</small>

上四味,以水六升,煮取三升,分温三服,小便则利。

赵以德曰:《灵枢》谓心胞络之脉动,

---

① 苓桂术甘汤:原作"桂苓甘术汤",据《金匮·痰饮咳嗽病脉证并治》改。后正文方名同改。

则病胸胁支满者,谓痰饮积于心胞,其病则必若是。目眩者,痰饮阻其胸中之阳,不能布水精于上也。茯苓治痰饮,伐肾邪,渗水道,故用以为君;桂枝通阳气,和营卫,开经络,痰水得温则行,故以为臣;白术治风眩,燥痰水,除胀满,故以佐茯苓。然中满者勿食甘,此用甘草何也?盖桂枝之辛,得甘则佐其发散,复益土以制水;且得茯苓则不资满,而反泻满。妙谛。《本草》曰,甘草能下气,除烦满,故用之也。夫短气有微饮,此水饮停蓄①,呼吸不利而然也。《金匮》并出二方,妙义益彰。呼气之短,用苓桂术甘汤之轻清以通其阳,阳化气则小便能出矣;吸气之短,用肾气丸之重降以通其阴,肾气通则关门自利矣。眉批:呼吸二义,发明极精。

---

① 蓄:原作"畜",据步月楼本及大成书局本改。按蓄、畜,二字古通,今凡作"蓄积"之义者,均以"蓄"字律之,后不出校。

卷二

小半夏汤三方合论①

(赵以德)

小半夏汤②

呕家本渴,渴为欲解,今反不渴,心下有支饮故也。

半夏一升　生姜半斤

以水七升,煮取一升半,分温再服。

小半夏加茯苓汤

治卒呕吐,心下痞闷,间有水眩悸者。

半夏一升　生姜半斤　茯苓三两

煎服如前。

---

① 论:此后原有"一条"2字,今据本书体例删。

② 小半夏汤:此4字标题原无,今据本书体例及下文内容补。

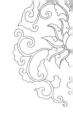

《外台》茯苓饮

　　治心胸中有痰饮宿水,自吐出水,复心胸间虚气,满不能食。消痰气,令能食。

　　茯苓　人参　白术各三两　枳实二两
橘皮二两半　生姜四两

　　上六味,水六升,煮取一升八合,分三服,如人行八九里再进之。

　　赵以德曰:呕为痰饮动中,涌而出之,呕尽本当渴,渴则可征支饮之全去。今反不渴,是其饮尚留,去之未尽也。用半夏之辛温,生姜之辛散,散其欲出之饮,则所留之邪自尽矣。半夏、生姜皆味辛,可治膈上痰,心下坚,呕逆,目眩。然悸必心受水凌,故加茯苓以去水,伐肾邪安心神也。后方加人参、枳实、橘皮,此由上、中二焦气弱,水饮入胃,脾不能输归于肺,肺不能通调水道,以致停积为痰、为宿水。吐之则下气因而上逆,是为虚气,满不能食。当补益中气,以人参、白术为君;茯苓逐宿水、枳实调诸气为臣;开脾胃,宣扬上焦,发散凝滞,则陈皮、生姜为使也。其积饮既去,而虚气塞满其中,不能进食,此症最多。

泻白散

(季楚重)

治肺气热盛,咳嗽而喘,面肿,身热。

桑白皮　地骨皮　甘草

水煎服。

季楚重曰:《经》云:肺苦气上逆。上逆则上焦郁热,气郁生涎,火郁生热,因而治节不行,壅甚为喘满肿嗽。泻白者,正金之令,驱气之逆,非劫金而泻之也,法使金清则气肃。桑根白皮禀西方燥金之气,甘辛能入肺而泻气之有余;地骨皮凉平,调不足之阴,能清阴中之火,滋肾子以清母;甘草益土和中,且生能泻火,补土母以食子,泻补交致,金元自正,于以佐桑皮而行诸气之愤郁,鲜不达矣,较之黄芩,知母苦寒伤胃者远也。夫火热伤气,救肺之治有三：伤寒邪热侮肺，用白虎汤除烦，此治其标；内症虚火烁阴，用生脉散益阴，此治其本；若夫正气不伤，郁火又甚，则泻白散之清肺调中，标本兼治，又补二方之不及也①。

地骨皮饮

（柯韵伯）

治阴虚火旺，骨蒸发热，日静夜剧者；妇人热入血室，胎前发热者。

四物汤加地骨皮　牡丹皮各三钱

水煎服。

柯韵伯曰：阴虚者，阳必凑之，故热。仲景曰：阴弱则发热。阳气下陷入阴中，必发热。然当分三阴而治之：阳邪陷入太阴脾部，当补中益气以升举之，清阳复位而火自熄也；若陷入少阴肾部，当六味地黄丸以对待之，壮水之主而火自平也；陷

---

① 也：此后大成书局本有"治肺三方"4 字小注，疑后人所加。

入厥阴肝部,当地骨皮饮以凉补之,血有所藏而火自安也①。四物汤为肝家滋阴调血之剂,加地骨皮清志中之火以安肾,补其母也;加牡丹皮清神中之火以凉心,泻其子也。二皮凉而不润,但清肝火,不伤脾胃,与四物加知、柏之湿润而苦寒者不同矣。故逍遥散治肝火之郁于本脏者也,木郁达之,顺其性也;骨皮饮治阳邪之陷于肝脏也,客者除之,勿纵寇以遗患也。二方皆肝家得力之剂②。

升阳益胃汤

(吴鹤皋)

治脾胃虚,怠惰嗜卧,四肢不收,时值湿热,体重节痛,口干舌燥,饮食无味,大便不调,小便频数,食不消,兼见肺病,洒淅③恶寒,惨惨不乐,面色不和。

---

① 也:此后大成书局本有"阴虚发热,当分三阴"8字小注,疑后人所加。

② 剂:此后大成书局本有"治肝两法"4字小注,疑后人所加。

③ 洒(xiǎn 显)淅:寒栗貌。

羌活　独活　防风　柴胡　人参

白术　茯苓　甘草　黄芪　白芍　半夏

黄连　泽泻　陈皮

水煎服。

吴鹤皋曰：脾土虚弱，不能制湿，故体重节痛；不能运化精微，故口干无味；中气即弱，传化失宜，故大便不调，小便频数也。洒淅恶寒，肺弱表虚也。面色不乐，阳气不伸也。是方半夏、白术能燥湿，茯苓、泽泻渗之，二活、防风、柴胡能升举清阳之气，黄连疗湿热，陈皮平胃气，参、芪、甘草以益胃，白芍酸收，用以和荣而协羌、防、柴胡辛散之性。盖古人用辛散，必用酸收，所以防其峻厉，犹兵家之节制也。_{用药当知}①。

清脾饮

（柯韵伯）

治痰积成疟。

---

① 知：此后大成书局本有"此理"字。

青皮　厚朴　草果　半夏　柴胡

白术　甘草　茯苓　黄芩

水煎服。

柯韵伯曰：疟为少阳病，治分六经。邪留于募原，有远近之殊，其发有虚实先后之异。而此汤之治疟，实以痰积，名之清脾者，究其因而治其本也。先哲云：无痰不成疟，无积不成疟。是脾为生痰之源，而积之不磨者，亦因脾之不运也。胃主纳，脾主消，而胃为脾之表。凡欲清脾，必先平胃。青皮、厚朴、草果，皆气味兼厚之品，取以倒阳明之仓，正以利太阴之输也。然宿痰留结，更有藉于茯苓、半夏之淡渗辛散，是恐奇之不去则偶之，所以攻脾之实者，平胃除痰，每相须耳！积因于寒，痰因于热，是寒热往来为疟之标，而实为痰积之本矣，必用芩、柴以清之，更合于少阳之治。然此为土中泻火，不是直攻少阳，乃清脾之义也。火土平而无以善其后，则疟之因实而成者，未免因虚而剧，甘、术之必须，又防微杜渐法耳。

温胆汤

（罗东逸）

治热呕吐苦，虚烦，惊悸，不眠，痰气上逆。

竹茹　枳实　半夏　甘草　陈皮
生姜

上六味，水煎服。

罗东逸曰：胆为中正之官，清净之腑，喜宁谧①，恶烦扰；喜柔和，不喜壅郁。盖东方木德，少阳温和之气也。若大病后，或久病，或寒热甫②退，胸膈之余热未尽，必致伤少阳之和气，以故虚烦；惊悸者，中正之官，以熇③蒸而不宁也；热呕吐苦者，清净之腑，以郁炙而不谧也；痰气上逆者，土家湿热反乘，而木不得升也。如是者，首当清热，及解利三焦。方中以竹茹清胃

---

① 宁谧（mì 密）：安宁平静。

② 甫：才，方。

③ 熇（hè 贺）：火势炽盛。

脘之阳;而臣以甘草、生姜,调胃以安其正;佐以二陈,下以枳实,除三焦之痰壅;以茯苓平渗,致中焦之清气。且以驱邪,且以养正,三焦平而少阳平,三焦正而少阳正,胆家有不清宁而和者乎？和即温也,温之者实凉之也。正义始出。若胆家真畏寒而怯,属命门之火衰,当与乙癸同源①而治矣②。

导赤散

（季楚重）

治心热,小便黄赤,茎中痛,热急不通。

生地黄　木通　甘草梢

上三味,水煎服。

季楚重曰:《经》云:两精相搏谓之

---

① 乙癸同源:即肝肾同源。据五行学说,乙属木,肝亦属木,故以乙代肝;癸属水,肾亦属水,故以癸代肾。肾藏精,肝藏血,精血可以互化,故称"肝肾同源""乙癸同源"。

② 矣:此后大成书局本有"义正理足"4字小注,疑为上罗氏旁注"正义始出"之错出。

神。是神也者,待心中之真液、肾中之真气以养者也。故心液下交而火自降,肾气上承而水自生①。前贤以生脉救真液,是治本不治标也。导赤散清邪火,是治标以固本也。钱氏制此方,意在制丙丁之火②,必先合乙癸之治。生地黄凉而能补,直入下焦,培肾水之不足,肾水足则心火自降。尤虑肝木妄行,能生火以助邪,能制土以盗正。深义抉出。佐以甘草梢,下行缓木之急,即以泻心火之实,且治茎中痛;更用木通导小肠之滞,即以通心火之郁,是一治两得者也。泻心汤用黄连,所以治实邪,实邪责木之有余,泻子以清母

① 生:此后大成书局本有"可补修炼家之未及"8字小注,疑为后人所加。

② 丙丁之火:即心与小肠之火。按五行学说,十天干分属五行为:甲乙属木,丙丁属火,戊己属土,庚辛属金,壬癸属水。五脏五腑配属五行为:胆与肝属木,小肠与心属火,胃与脾属土,大肠与肺属金,膀胱与肾属水。故中医常以甲代胆,乙代肝;丙代小肠,丁代心;戊代胃,己代脾;庚代大肠,辛代肺;壬代膀胱,癸代肾。

也;导赤散用地黄,所以治虚邪,虚邪责水之不足,壮水以制火也。妙谛①。此方凉而能补,较之用苦寒伐胃,伤其生气者远矣。

芍药汤

（罗东逸）

治滞下赤白、便脓血、后重诸证。

芍药二两　当归　黄连各五钱　槟榔
木香　甘草各二钱　桂一钱半　黄芩五钱

每服半两,水煎服。痢不减,加大黄。

罗东逸曰:本方注云:溲而便脓血,知气行而血止也。行血则便脓自愈,调气则后重自除。至今推为要言,然非知本之论也。夫滞下本太阴病,长夏令行,土润溽暑,太阴本虚,暑湿不攘,土湿则木郁,木郁则伤土,太阴失健运,少阳失疏达,及饮食失节不化,至秋金收令行,火用不宣,郁蒸之久,而滞下之症作矣。是始为暑伤

① 妙谛:大成书局本作"清心火两法",疑为后人所改。

气,继为气伤血,因而为白、为赤、为兼赤白,下迫窘急,腐秽不去,以成后重。方以芍、草为君,用甲己化土法先调脾,即于土中升木;顾湿热必伤大肠,黄连燥湿、清热、厚肠胃,黄芩清大肠火,为臣;久积必中气逆滞,疏滞以木香,下逆以槟榔,当归和气血,为佐;桂补命门,实土母,反佐温而行之,恐芩、连之胜令也。斯少阳达,太阴运矣。若大实痛者,加大黄,用仲景芍药汤加大黄法,以荡腐秽,无留行矣。是方允为滞下本方也。

犀角地黄汤

(柯韵伯)

主治吐、衄、便血,妇人血崩,赤淋。

生犀角　生地黄　白芍药　牡丹皮

上四味,先用三物水煎去滓,入生犀汁,热服。

柯韵伯曰:气为阳,血为阴。阳密乃固,阳盛则伤阴矣;阴平阳秘,阴虚者阳必凑之矣。故气有余即是火，火入血室，血不营经，即随逆气而妄行，上升者出于口鼻，下陷者出于二便。虽有在经在腑之分，要皆心肝受热所致也。心为营血之主，心火旺则血不宁，故用生犀、生地酸咸甘寒之味以清君火；肝为藏血之室，肝火旺则血不守，故用丹皮、芍药辛酸微寒之品以平相火。此方虽曰清火，而实滋阴之剂。盖血失则阴虚，阴虚则无气，故阴不足者，当补之以味，勿得反伤其气也。若用芩、连、胆草、栀、柏以泻其气，则阳之剧者苦从火化，阳已衰者气从苦发，燎原而飞越矣。此义不可不知。

人参清肺汤三方合论

（王又原）

人参清肺汤《准绳》①

治肺胃虚寒，咳嗽喘急，坐卧不安。

---

① 人参清肺汤《准绳》：此标题"人参清肺汤"5字原无，据本书体例及下文内容补；"《准绳》"2字原在上标题"人参清肺汤"后，今移于此。

并治久年劳嗽,吐血腥臭。

人参　阿胶　骨皮　知母　乌梅
粟壳　炙草　杏仁　桑皮等分　枣子
水煎服。

人参定喘汤《准绳》

治肺气上逆喘嗽,喉中有声,胸膈紧
痛,及感寒邪,咳嗽声重。

人参　麻黄　阿胶　五味　粟壳
甘草　半夏曲各一钱　桑皮二钱　生姜三片
水煎服。

人参泻肺汤《金匮》

治肺经积热上喘,胸膈胀满,痰多,大
便涩。

人参　黄芩　栀子　枳壳　薄荷
甘草　连翘　杏仁　桑皮　大黄　桔梗
水煎服。

王又原曰:《经》曰:邪之所凑,其气
必虚。又肺为娇脏。其不堪破耗也明矣。
自肺热伤肺之说行,曰保肺补肺,众共哗

之；曰清肺泻肺，乐与和之。岂知古人清肺、泻肺等汤，而必皆以人参立名，夫亦可晓然于肺气之不可耗，而人参之在所必用也。肺体清而法天，下济而司降令，一切浑浊不得上干者，皆气之健能运行而不息也。若肺气少弛，则降下失令，浑浊之气遂逆上行，此为咳嗽，为喘急；肺叶胀举，胸膈紧痛；移热大肠，大便艰涩。种种显有余之象，实种种为不足之征。故不问内伤外感，为热为寒，要以人参保定肺气为主，或骨皮、知母、阿胶滋之，或乌梅、五味、莺粟壳①敛之，或半夏曲、生姜降之，或杏仁、桑皮、枳壳、桔梗利之，或柏子、黄芩、连翘凉之，或麻黄、薄荷发之，大黄下之，总恃人参之大力握枢而运，已入之邪易出，而将来之邪无从入也。肺邪得诸药以俱出，而肺气不随诸药以俱出也。然则

---

① 莺粟壳：即前方组成中之"粟壳"，亦称"罂粟壳"。"莺"乃"罂"之借字。

人参亦何尝①伤肺,乃畏而不敢用耶?

温脾汤《本事方》

(喻嘉言)

主治锢②冷在肠胃间,泄泻腹痛,宜先取去,然后调治,不可畏虚以养病也。

厚朴　干姜　甘草　桂心　附子各二
两　大黄四钱

上咀㕮。取一两,水二钟,煎六分,顿服。

喻嘉言曰:许叔微制此方,深合仲景以温药下之之法。其大黄止用四钱,更为有见。夫锢冷在肠胃而泄泻矣,即温药中,宁敢用大黄③之猛重困之乎?减而五分之一,乃知叔微之得于仲景深也。仲景云:病人旧微溏者,栀子汤不可与服。又

---

① 尝:原作"常",据大成书局本改。步月楼作
"偿",亦误。

② 锢:通"痼",或作"固"。指经久而难治者。

③ 大黄:原作"上黄",据步月楼本及大成书局
本改。

云：太阴病脉弱便利，设当行大黄、芍药者，宜减之，以其人胃气弱，易动故也。即是观之，肠胃锢冷之泄泻，而可恣用大黄耶？不用则温药必不能下，而久留之邪非攻不去；多用则温药恐不能制，而洞下之势或至转增。裁酌用之，真足法矣。_{方妙矣，箴更妙①}。

秦艽升麻汤

（李士材）

治风寒客胃，口眼㖞斜，恶见风寒，四肢拘急，脉浮而紧。

升麻　葛根　秦艽_上　白芷_上　防风_上　甘草　芍药　人参　桂枝　葱白

上十味，水煎服。

李士材曰：至哉坤元②，为五脏之主，

① 方妙矣，箴更妙：此2句，步月楼本作"方妙矣，议更妙"；大成书局本作"能解此，便知方中用大黄之妙"。

② 坤元：坤，八卦之一，多象征地；脾胃五行属土。故中医常用坤或坤元代表脾胃。

木胜风淫,则仓廪之官承制,脾主四肢,故痿痹也。口为土之外候,眼为木之外候,故俱病也。升麻、白芷皆阳明本药,故用为直入之兵,人参、桂枝固其卫气,芍药、秦艽和其营血,防风卑贱之卒,随令而行,葱根发汗之需,无微不达,又藉甘草以和之,而邪有不散者乎?

二黄汤

(柯韵伯)

治上焦火盛,头面大肿,目赤肿痛,心胸、咽喉、口舌、耳鼻热盛,及生疮毒者。

黄芩　黄连　甘草各等分

水煎,食后服。

柯韵伯曰:诸肿疮痛,皆属心火,必用芩、连以泻心。然伤寒热结于内,而心下痞者,是为客邪,治客当急,故君大黄,率芩、连,用麻沸汤①渍绞其汁,而速驱之,不使暂留也。此热淫于内,而上炎头目

① 麻沸汤:亦称百沸汤,即水之经百沸者。

者,是为正邪,治之当缓,故用甘草与芩、连等分同煎,漫饮以渐渍之,不使下行也。盖心下本虚而火实之,法当并泻其子,土郁夺之,而火速降矣;上焦本清而火扰之,法当先培其子,土得其令,而火邪自退矣。芩、连得大黄,不使其子令母实;芩、连得甘草,又不使其母令子虚。同一泻心,而其中又有攻补之不同如此。

四磨汤《济生》

(王又原)

治七情感伤,上气喘急,妨闷不食。

人参　槟榔　沉香　天台乌药

上四味,各浓磨水取七分,煎三五沸,放温,空心服,或下养正丹尤妙。

王又原曰:《经》云:圣人啬①气,如持至宝;庸人役物,而反伤太和。此七情随所感皆能为病,然愈于壮者之行,而成于弱者之着。愚者不察,一遇上气喘急,满

---

① 啬(sè色):吝啬,节俭。

闷不食,谓是实者宜泻,辄投破耗等药,得
药非不暂快,初投之而应,投之久而不应
矣。夫呼出为阳,吸入为阴,肺阳气旺,则
清肃下行,归于肾阴,是气有所收摄,不复
散而上逆。若正气既衰,邪气必盛,纵欲
削坚破滞,邪气必不伏。方用人参补其正
气,沉香纳之于肾,而后以槟榔、乌药从而
导之,所谓实必顾虚,泻必先补也。四品
气味俱厚,磨则取其味之全,煎则取其气
之达,气味齐到,效如桴鼓矣。其下养正
丹者,暖肾药也。本方补肺气养正,温肾
气镇摄归根,喘急遄已①矣。

升麻葛根汤

（柯韵伯）

治阳明表热下利,兼治痘疹初发。

升麻　葛根　芍药　甘草炙

上四味,水煎服。

---

① 遄(chuán 传)已:快速而愈也。遄,速也;已,
愈也。

柯韵伯曰：此为阳明初病，解表和里之剂，可用以散表热，亦可用以治里虚，一方而两擅其长也。夫身热汗自出，不恶寒反恶热，是阳明之本证。仲景未尝立治表之方，见阳明初起，汗出多而恶寒者，便用桂枝汤；反无汗而喘者，仍用麻黄汤。症同太阳，而称阳明者，是阳明之自病，而非太阳转属也。此方不用麻、桂者，恐伤肌肉之表，汗太过而亡津。升麻、葛根提胃脘之阳，散肌肉之浮热；芍药、甘草泻肝胆之火，以解胃腑之实热，有汗则发，无汗则止，功同桂枝，而已远于姜、桂，且不须啜稀粥以助阳也。胃实为阳明之里症，仲景制承气三方。然阳明初病，往往有移热于脾而下利者。《内经》所谓暴注下迫，皆属于热也。下利正是胃实之兆，故太阳、阳明合病，必自下利，仲景制葛根汤以表散之，是从阴引阳法。此方即仿其义，去姜、桂之辛热，以升麻代麻黄，便是阳明表剂，而非太阳表剂矣。葛根禀性甘凉，可以散表实，协升麻以上升，则使清阳达上，而浊阴降下可知；芍药收敛阴精，甘草缓急和里，则下利自止可知。治里仍用表药者，以表实下利，而非里实故也。痘疹自里达表，出于少阴而发于太阳，初起则内外皆热，故亦宜于凉散耳。

防风通圣散

（吴鹤皋）

风热壅盛，表里三焦皆实者，此方主之。

防风　川芎　当归　芍药　大黄　薄荷　麻黄　连翘　芒硝各半两　黄芩　石膏　桔梗各一两　滑石三两　甘草三两①　荆芥　白术　栀子各二钱半　生姜三片

每服三钱。

吴鹤皋曰：防风、麻黄，解表药也，风热之在皮肤者，得之由汗而泄；荆芥、薄荷，清上药也，风热之在巅顶者，得之由鼻

① 三两：步月楼本及大成书局本均作"二两"。

而泄；大黄、芒硝，通利药也，风热之在肠胃者，得之由后而泄；滑石、栀子，水道药也，风热之在决渎者，得之由溺而泄；风淫于膈①，肺胃受邪，石膏、桔梗，清肺胃也；而连翘、黄芩，又所以祛诸经之游火；风之为患，肝木主之，川芎、归、芍，和肝血也；而甘草、白术，所以和胃气而健脾。刘守真氏长于治火，此方之旨，详且悉哉！亦治失下发斑，三焦火实。全方除硝、黄，名曰双解散。解表有防风、麻黄、薄荷、荆芥、川芎；解里有石膏、滑石、黄芩、栀子、连翘；复有当归、芍药以和血，桔梗、白术、甘草以调气。营卫皆和，表里俱畅，故曰双解。本方名曰通圣，极言其用之妙耳。

藿香正气散

（吴鹤皋）

治外受四时不正之气，内停饮食，头

---

① 膈：原作"鬲"，乃"膈"之古字，今凡义指膈膜者，均以"膈"字律之，后同。

痛,寒热,或霍乱吐泄,或作疟疾。

　　藿香　桔梗　紫苏　白芷　厚朴
大腹皮　半夏　茯苓　陈皮　甘草

　　上十味,加姜,枣,水煎,热服。

　　吴鹤皋曰:四时不正之气,由鼻而入,
不在表而在里,故不用大汗以解表,但用
芬香利气之品主之。苏、芷、陈、腹、朴、
梗,皆气胜者也,故足正不正之气;茯、半、
甘草则甘平之品,所以培养中气者矣。若
病在太阳,与此汤全无相干。伤寒脉沉发
热,与元气本虚之人,并夹阴发热者,宜
戒。又金不换正气散,即平胃散加半夏、
藿香,凡受山岚瘴气,及出远方不服水土,
吐泻下利者主之。盖平胃散可以平湿土
而消瘴,半夏之燥以醒脾,藿香之芬以开
胃,名曰正气,谓能正不正之气耳。

防风黄芪汤

（柯韵伯）

　　治中风不能言,脉沉而弱者。

防风　黄芪_{等分}

水煎服。

柯韵伯曰：夫风者，百病之长也。邪风之至，急如风雨，善治者治皮毛，故用防风以驱逐表邪；邪之所凑，其气必虚，故用黄芪以鼓舞正气。黄芪得防风，其功愈大者，一攻一补，相须相得之义也。唐·柳太后中风不言，许胤宗造防风黄芪汤数十斛，置床下蒸之，身在气中居，次日便能语。是以外气通内气，令气行而愈也。《经》曰：五气入鼻，藏于心肺，上使耳目^①修明，声音能彰。制此方者，其知此义矣。夫熏蒸之力，尚能去病，况服之乎！今人治风，惟以发散为定法，而禁用参、芪。^{举世皆然②}。岂知目盲不能视，口噤不能言，皆元气不足使然耳！谁知补气可以御风，正胜而邪却之理耶？神而明之，存乎其人。信哉！

---

① 耳目：《素问·六节脏象论》作"五色"。

② 举世皆然：步月楼本无此 4 字。大成书局本此后更有"殊为可叹"4 字。

稀涎千缗汤

（柯韵伯）

治风痰不下，喉中声如牵锯，或中湿肿满。

半夏大者，十四枚　猪牙皂角一挺，炙　甘草一钱　白矾二钱

上四味研末，用生姜自然汁少许，冲温水一盏，调末一钱，灌之。得吐痰涎，即醒。

柯韵伯曰：攻邪有汗、吐、下三法。仲景于吐剂立栀豉、瓜蒂二方，所以导热邪之外出，逐寒邪而外散也。其有不因外感，因醇酒厚味，渐渍凝结，变为顽痰，一旦乘虚上塞咽喉，气不得通，忽然昏仆，目反直视，喉中声如牵锯，此为痰厥。先辈所云怪证多属于痰者，此也。非用峻剂以攻之，顽痰不能遽退，故用生姜、半夏之辛以散之，甘草之甘以涌之，白矾之涩以坠之，牙皂之勇以开之。此斩关夺门之势，

惟禀气素实而暂虚者可用。壅塞稍疏，续进他药，不可多用以伤元气。如平素虚弱者，又当攻补兼施，六君汤中加牙皂、白矾末以吐之，则庶几矣。稳着。若误作中风治之，去生便远。

麦门冬汤《金匮》

（喻嘉言）

火逆上气，咽喉不利，止逆下气者主之。

麦门冬七升　半夏一升　人参三两　甘草二两　粳米三合　大枣十二枚

上六味，以水一斗二升，煮取六升，温服一升，日三夜一服。

喻嘉言曰：此方治胃中津液干枯，虚火上炎，治本之良法也。夫用降火之药而火反升，用寒凉之药而热转炽者，徒知与火热相争，而正气不致，津液不生，不惟①

---

① 惟：原作"维"，步月楼本及大成书局本同，乃音同形近致误，据文义改。

无益，而反害之矣。凡肺病，有胃气则生，无胃气则死。胃气者，肺之母气也。本草有知母之名者，谓肺藉其清凉，知清凉为肺之母也。有贝母之名者，谓肺藉其豁痰，豁痰为肺之母也。然屡施于火逆上气、咽喉不利之证，而屡不应，名不称矣。孰知仲景妙法，于麦冬、人参、甘草、大枣、粳米大补中气以生津液，津液队中又增入半夏辛温之味，以开胃行津而助润肺，岂特用其利咽下气哉！顾其利咽下气非半夏之功，实善用半夏之功矣①。

---

① 矣：此后大成书局本有"制方之妙，全在半夏一味，非喻氏不能表其微也"19字小注，疑后人所加。

九味羌活汤、活人败毒散合论 [1]

（赵羽皇　胡天锡）

九味羌活汤一名冲和汤

四时发散之通剂 [2]。

羌活　防风　川芎　白芷　细辛
苍术　黄芩　甘草　生地

加生姜三片,葱白三茎,水煎服。

活人败毒散

羌活　独活　前胡　柴胡　川芎
枳壳　白茯苓　桔梗　人参各一两　甘草
五钱

上为细末。每服二钱,水一盏,入生
姜三片,煎七分,温服,或沸汤点服。

治伤寒,温疫,风湿,风眩,拘蹷,风

---

① 九味羌活汤、活人败毒散合论:此标题原无,
据目录及本书体例补改。

② 剂:此后原有"合论一条"4字,今据本书体
例删。

痰,头疼,目眩,四肢痛,憎寒壮热,项强,
睛疼。老人、小儿皆可服。烦热口干,加
黄芩。

赵羽皇曰:东南地土卑湿,凡患感冒,
辄以伤寒二字混称。不知伤者,正气伤于
中;寒者,寒邪客于外。未有外感而内不
伤者也。仲景医门之圣,立法高出千古。
其言冬时严寒,万类深藏,君子固密,不伤
于寒,触冒之者,乃名伤寒,以失于固密而
然。可见人之伤寒,悉由元气不固,而肤
腠之不密也。昔人常言伤寒为汗病,则汗
法其首重矣。然汗之发也,其出自阳,其
源自阴。故阳气虚,则营卫不和而汗不能
作;阴气弱,则津液枯涸而汗不能滋。但
攻其外,不顾其内,可乎? 表汗无如败毒
散、羌活汤,其药如二活、二胡、芎、苍、辛、
芷,群队辛温,非不发散,若无人参、生地
之大力者居乎其中,则形气素虚者必至亡
阳,血虚挟热者必至亡阴,而成痼疾矣。
是败毒散之人参,与冲和汤之生地,人谓

其补益之法,我知其托里之法。盖补中兼发,邪气不致于流连;发中带补,真元不至于耗散。此古人制方之妙也。

胡天锡曰:非其时而有其气,惟气血两虚之人受之。寒客营而风客卫,不可用峻剂,故稍从其轻者,此羌活汤、败毒散所由立也。九味汤主寒邪伤营,故于发表之中,加芎、地引而入血,即借以调营;用葱、姜为引,使通体汗出,庶三阳血分之邪,直达而无所滞矣。败毒散主风邪伤卫,故于发表中,加参、苓、枳、桔引而达卫,以宣通固托;生姜为使,使流连肺部,则上焦气分之邪不能干矣。是方亦可用黄芩,以诸药气味辛温,恐其僭亢①,一以润之,一以清之也。

神术汤

主治三时外感寒邪,内伤生冷而发

---

① 僭(jiǎn 荐)亢:过于亢盛。僭,超越本分。

热,及脾泄伤风。

白术三钱　防风二钱　甘草一钱

上三味,无汗用苍术,加葱白、生姜;有汗用白术、生姜。

柯韵伯曰:此王海藏得意之方,仿仲景麻、桂二方之义,而制为轻剂也。然此是太阴之剂,可以理脾胃之风湿,而不可治太阳之风寒,亦不可治阳明之表症与少阳之半表里也。《内经》所谓春伤于风,邪气留连而洞泄,至夏而飧泄、肠澼者宜之;若冬伤于寒,至春温病者,又非所宜也。今人不知仲景立方之旨,只恐麻黄、桂枝之伤人也,得此平和之剂,恃为稳当。不知营卫不和,非调和脾胃者所可代;胃家之实者,非补虚之品所能投;肝胆之相火往来,少阴之水火相射者,不得以燥剂该摄也。先明药之理,始得方之用;能知方,始可用方而不执方。垂戒后学。若病在太阳,先发阳明之汗,是引贼破家,易老岂独为葛根道哉!

三生饮

（柯韵伯）

治卒中昏不知人，口眼㖞斜，半身不遂，并痰厥、气厥。

南星一两，生用　川乌去皮，生用，五钱　附子去皮，生用，五钱　木香二钱

上每服五钱，姜、水煎。加人参一两。

柯韵伯曰：风为阳邪，风中无寒，不甚伤人，惟风中挟寒，害始剧矣。寒轻而在表者，宜发汗以逐邪；寒重而入里者，非温中补虚，终不可救。此取三物之大辛大热者，且不炮不制，更佐以木香，乘其至刚至锐之气而用之，非以治风，实以治寒也。然邪之所凑，其气必虚，但知勇于攻邪，若正气虚而不支，能无倒戈之患乎？必用人参两许，以驾驭其邪，此立斋先生真知确见，立于不败之地，而收万全之效者也。若在庸手，必谓补住邪气而不敢用。此谨熟阴阳，毋与众谋，岐伯所以叮咛致告耳。

眉批：此方人参必不可废，不是孟浪。观其每服五钱，必四服而邪始出。今之畏事者，用乌、附分数，必制熟而后敢用，更以芩、连监制之，焉能挽回如此之危症哉？古今人不相及如此。

本方去乌、附，即星香散，治痰厥、气厥足矣。

仙方活命饮 附：薛立斋治疡通方

（罗东逸　薛立斋）

治一切疮疡，未成脓者内消，已成脓者即溃。又止痛、消毒之圣药也。

穿山甲 ①　白芷　防风　皂角刺乳香　没药　当归尾　赤芍　花粉　贝母　陈皮　甘草　金银花

上十三味，用酒一碗，煎数沸服。

罗东逸曰：此疡门开手攻毒之第一方也。《经》云：营气不从，逆于肉理。故痈

————————

① 穿山甲：原作"川山甲"，乃药名俗写，今以"穿山甲"律之。后同。

疽之发，未有不从营气之郁滞，因而血结痰滞，蕴崇热毒为患。治之之法，妙在通经之结，行血之滞，佐之以豁痰、理气、解毒。是方穿山甲以攻坚，皂刺必达毒所，白芷、防风、陈皮通经理气而疏其滞，乳香定痛和血，没药破血散结，赤芍、归尾以驱血热而行之以破其结，佐以贝母、花粉、金银花、甘草，一以豁痰解郁，一以散毒和血，其为溃坚止痛宜矣。然是方为营卫尚强、中气不亏者设，若脾胃素弱，营卫不调，则有托里消毒散之法，必须斟酌而用，见之立斋先生所论，此千古不易之治也。因谨附先生治疡用方之法于后，使后学服膺云。

薛立斋曰：治疡之法，若肿高焮痛者，先用仙方活命饮解之，后用托里消毒散；漫肿微痛者，用托里散，如不应，加姜、桂；若脓出而反痛，气血虚也，八珍散；不作脓，不腐溃，阳气虚也，四君加归、芪、肉桂；不生肌，不收敛，脾气虚也，四君加芍药、木香;恶寒憎寒,阳气虚也,十全大补加姜、桂;晡热内热,阴血虚也,四物加参、术;欲呕作呕,胃气虚也,六君加炮姜;自汗盗汗,五脏虚也,六味丸料加五味子;食少体倦,脾气虚也,补中益气加茯苓、半夏;喘促咳嗽,脾肺虚也,前汤加麦冬、五味;欲呕少食,脾胃虚也,人参理中汤;腹痛泄泻,脾胃虚寒也,附子理中汤;热渴淋秘,肾虚阴火也,加减八味丸。大凡怯弱之人,不必分其肿溃,惟当先补胃气。盖疮疡之作,缘阴阳亏损,其脓既泄,气血愈虚,岂有不宜补者哉? 或疑参、芪满中,间有用者,又加发散败毒,所补不偿所损;又或以有疾不服补剂,因而致误,伤哉[1]!

附:托里消毒散

人参　黄芪　白术　茯苓　当归
川芎　芍药　金银花　白芷　甘草
连翘

----

[1] 哉:此后大成书局本有"垂戒后人须知"6字小注,疑后人所加。

水煎服。

参、芪、术、苓、草以益气分;归、芎、芍以滋血分;银花、白芷、连翘以解毒。

托里散,即前方加熟地,去芎、甘、银花、白芷、连翘。

麻黄加术、桂枝加附汤<small>合论①</small>

(程扶生)

麻黄加术汤

治湿家自烦疼。

麻黄<small>三两</small>　桂枝<small>二两</small>　甘草<small>二两,炙</small>　杏仁<small>七十个</small>　白术<small>四两,炒</small>

上五味,以水九升,煮麻黄减二升,去沫,纳诸药,煮取二升半,去滓,温服八合,覆取微似汗。

程扶生曰:此汤为湿家表散法也。身疼为湿,身烦为热,加白术于麻黄汤中,一以助其去湿,一以恐其过散,此治湿之正

---

① 麻黄加术、桂枝加附汤合论:此标题原无,据目录及本书体例补。

法也。发散方中加白术,又为洁古、海藏
开鬼门法①。

桂枝加附汤

主治伤寒八九日,风湿相搏,身体烦
疼,不能转侧,不呕不渴,脉浮虚而涩者。

桂枝四两　附子三枚,炮　甘草二两　生
姜三两　大枣十二枚

上五味,以六升水,煮取二升,去渣,
分温三服。

程扶生曰:湿与风相搏,流入关节,身
疼极重,而无头痛、呕、渴等症。脉浮虚者
风也,涩者寒湿也。风在表者,散以桂枝、
甘草之辛甘;湿在经者,逐以附子之辛热;
姜、枣辛甘,行营卫、通津液以和表。盖阳
虚则湿不行,温经助阳散湿,多藉附子之
大力也。

---

① 开鬼门法:即发汗法。汗孔又名"玄
府""鬼门"。

木防己汤等四方合论 [1]

（喻嘉言　罗东逸）

木防己汤 [2]

木防己三两　　石膏用鸡子大十二枚　桂枝二两　人参四两

上四味,以水六升,煮取二升,分温再服。

木防去石膏加茯苓芒硝汤

木防己　桂枝各二两　　人参四两　　芒硝三两　　茯苓四两

上五味,以水六升,煮取三升,去滓,后纳芒硝,再微煎,分温再服,微利则愈。

---

① 木防己汤等四方合论:此标题原无,据目录及本书体例补。

② 汤:此后原有"四方合论一条"6字,今除"四方合论"4字移于前标题外,"一条"2字则据本书体例删。

葶苈大枣泻肺汤

本方治肺痈喘不得卧,并治支饮不得息。

葶苈_{熬令黄色,捣如弹子大}　大枣十二枚

上二味,以水三升,煮枣取二升,去滓,纳葶苈,煮取一升,顿服。

防己椒目葶苈大黄丸

治腹满,口舌干燥。此肠门有水气。

防己　椒目　葶苈_熬　大黄各一两

上为末,蜜丸如桐子大。先食饮服一丸,日三服。稍增,口中有津液。渴者加芒硝半两。

喻嘉言曰:四方皆治支饮上入膈中,而有浅深次第之分。首二①方先治其肺,中一方专治其肺,后一方专治肺气所传之腑。盖支饮上入于膈,逼近心肺,奥援②肾邪。本文云:其人喘满,心下痞坚,面色

①二:原作"一",据步月楼本及大成书局本改。
②奥援:谓暗中支持、援助。奥,深奥,引申为暗处。

黧黑，其脉沉紧，得之数十日，医吐下之不愈，木防己汤主之；虚者即愈，实者三日复发，复与不愈者，去石膏，加芒硝、茯苓。盖以支饮上入，阻其气，则逆于肺间而为喘满；阻其血，则杂揉心下而为痞坚；肾气上应，其色黑，血凝之色亦黑，故黧黑见于面部。然且姑缓心肾之治，先治其肺，肺之气行，则饮不能逆而俱解矣。<small>妙议。</small>木防己味辛温，能散留饮结气，又主肺喘满；石膏辛甘微寒，主心下逆气，清肺定喘；人参甘温，治喘，消膈饮，补心肺不足；桂枝辛热，通血脉，开结气，宣导诸药。在气分，服之即愈；若饮在血分，深连下焦，必愈而复发，故去石膏气分之药，加芒硝入阴分，开痰结，消血癖，合之茯苓去心下坚，且伐肾邪也。葶苈大枣汤大泻其肺气，亦以气停，故液聚耳！防己椒目葶苈大黄丸，治腹满，口舌干燥，肠间有水气之症，乃肺气膹郁于上，以致水饮不行于下，而燥热之甚。用此丸急通水道，以救金气之脘郁,不治上而治其下,故用丸剂也。

罗东逸曰:此三方,《金匮衍义》赵以德注之已详,而喻嘉言合而注之,青出于蓝,故弃赵而取喻耳。

大黄附子汤 ①

（喻嘉言　张路玉）

主治胁下偏痛,发热,其脉紧弦,此寒也,以温药下之。

大黄二两　附子二枚,炮　细辛二两

上三味,以水五升,煮取二升,分温三服。若强人取二升半,分三服。服后如人行四五里,再进。

喻嘉言曰:仲景治伤寒热邪痞聚心下,而挟阳虚阴盛之症,用附子泻心汤之法矣。其杂症胁下偏痛,发热为阳,其脉弦紧为阴寒上逆者,复立此温药下之一法。然仲景谆谆传心 ② 后世,领略者鲜。

① 汤:此后原有"论二条"3字,今据本书体例删。

② 传心:据文义当作"传薪",指师生递相传授。

《金匮》又别出一条云:其脉数而紧,乃弦,状如弓弦,按之不移。脉数①弦者,当下其寒;脉紧而迟者,必心下坚;脉大而紧者,阳中有阴,可下之。读者罔②识其指,讵③知皆以温药下之之法耶! 其曰当下其寒,曰阳中有阴,试一提出其金针,不跃然乎?

张路玉曰:三承气汤,为寒下之柔剂;白散、备急丸,为热下之刚剂;附子泻心汤、大黄附子汤,为寒热互结、刚柔并济之和剂。近世但知寒下一途,绝不知有温下一法。盖暴感之热结,可以寒下;久积之寒结,亦可寒下乎? 是以备急无法所由设也。然此仅可治寒实之结,设其人禀质素虚,虽有实邪固结,敢用刚猛峻剂攻击之乎? 故仲景又立附子泻心汤,用芩、连佐大黄,以祛膈上之热痞,即兼附子之温以

① 脉数:原作"数脉",乃抄刻误倒,据大成书局本及《金匮·腹满寒疝宿食病脉证并治》乙正。

② 罔(wǎng 网):无,没有。

③ 讵(jù 巨):岂。

散之;大黄附子汤,用细辛佐附子,以攻胁下寒结,即兼大黄之寒导而下之。眉批:发明得妙! 此圣法昭然,不可思议者也。

续命汤《金匮》

（赵以德）

治中风痱,身体不能自收持,口不能言,冒昧不知痛处,或拘急不得转侧。

麻黄　桂枝　石膏　干姜　杏仁四十枚　川芎　当归　人参　甘草各三两

上九味,以水一斗,煮取四升,温服一升。当小汗,薄覆脊,凭几坐,汗出则愈,不汗更服。无所禁,勿当风。并治脉伏不得卧,咳逆上气,面目浮肿。

赵以德曰:痱病者,营卫气血不养于内外,故身体不用,机关不利,精神不治。然是症有虚有实。当辨。虚者自饮食、房劳、七情得之,如《内经》所谓内夺而厥,则为暗痱之类是也。实者自风、寒、暑、湿感之。虚者不可以实治,治之则愈散其气血。不可不知。今此方明言其中风，痹其荣卫之属，实邪者也，故用续命。续命乃麻黄汤之变者，加干姜开血受寒痹，石膏解肌受风痹，当归和血，人参益气，川芎行血散风也。其并治咳逆上气，面浮，亦为风寒而致之也。眉批：分疏明晰，深为用方者采择无误。

栝蒌桂枝汤

（喻嘉言）

治太阳症备，身体强几几，然脉反沉迟，此为痉。此汤主之。

栝蒌根二两　桂枝三两　芍药三两　甘草二两　生姜三两　大枣十二枚

上六味，以水九升，煮取三升，分温三服，取微汗。汗不出，食顷，须啜热粥发之。

喻嘉言曰：伤寒方中，治项背几几，用桂枝加葛根汤矣。彼之汗出恶风，其邪在表，而此之太阳症，罔不具备，其邪之亦在于表可知也。但以脉之沉迟，知其在表之邪为内湿所持而不解,即系湿热二邪交合,不当从风寒之表法起见,故不用葛根之发汗解肌,改用栝蒌之味苦入阴、擅生津彻热之长者为君,合之桂枝和营卫,养筋脉,而治其痉,乃变表法为和法也。然既君以栝蒌根,当增之;桂枝为臣,当减之。

越婢加半夏、小青龙加石膏汤合论[①]

(喻嘉言)

越婢加半夏汤[②]

治咳而上气,此为肺胀。其人喘,目如脱状,脉浮大者。

麻黄六两　石膏半斤　生姜三两　大枣十五枚　甘草二两　半夏半斤

上六味,以水六升,先煮麻黄去沫,纳

① 越婢加半夏、小青龙加石膏汤合论:此标题原无,今据目录及本书体例补。

② 汤:此后原有"合论二条"4字,今据本书体例删。

药,取三升,分温三服。

小青龙加石膏汤

治肺胀咳而上气,烦躁而喘,脉浮者,心下有水。

麻黄　桂枝　细辛　芍药　甘草各三两　五味子半升　干姜三两　半夏半升　石膏三两

上九味,以水一斗,煮麻黄去沫,纳诸药,取三升,强人服一升,羸者减之,日三服。小儿服四合。

喻嘉言曰:前一方,麻黄汤中以杏仁易石膏,而加姜、枣,则发散之力微而且缓;后一方中,以证兼烦躁,宜发其汗,麻、桂药中加入石膏、芍药、五味子,其势下趋,亦不至过汗也。越婢方中有石膏无半夏,小青龙方中有半夏无石膏。观二方所加之意,全重石膏、半夏二物协力建功。石膏清热,藉辛热亦能豁痰;半夏豁痰,藉辛凉亦能清热。前麦冬汤方中,下气止逆,全藉半夏入生津药中;此二方又藉半夏入清热药中,仲景加减成方,无非化裁后学矣①。

桂枝汤

(柯韵伯)

治风寒在表,脉浮弱,自汗出,头痛发热,恶风恶寒,鼻鸣干呕等证。杂证自汗、盗汗、虚疟、虚痢最宜。若脉浮紧,汗不出者,禁用;酒客病风寒而汗出者,亦不可与之。

桂枝　芍药　生姜各三两　甘草炙,二两　大枣十二枚

上五味,以水七升,煮取三升,服一升,覆令微汗,不可令如水流漓,病必不除。若服一升汗出病瘥,不必尽剂。服已,更啜稀粥一盏,以助药力。

柯韵伯曰:此方为仲景群方之冠,乃滋阴和阳、解肌发汗、调和营卫之第一方

① 矣:此后大成书局本有"前人用方加减,有深心明眼。喻议二味明妙。录之"19字小注,疑后人所加。

也。凡中风、伤寒、杂症,脉浮弱,汗自出而表不解者,咸得而主之,其他但见一二证即是,不必悉具矣。桂枝赤色通心,温能散寒,甘能益气生血,辛能发散外邪,内辅君主发阳气而为汗,故麻、葛、青龙,凡发汗剂咸用之,惟桂枝汤可不用麻黄,而麻黄汤不可无桂枝也。眉批:桂枝义尽。本方皆辛甘发散,惟芍药之酸寒,益阴敛血,内和营气,故能止汗。先辈言无汗不得用桂枝者,正以中有芍药能止汗也。芍药之功,在于止烦,烦止汗亦止,故反烦、更烦与心悸而烦者咸赖之。若倍加芍药,即建中之剂,而非复发汗之剂矣。眉批:发芍药妙义,无人能到。是剂也,用桂枝发汗,芍药止汗,生姜之辛佐桂枝以解肌,大枣之甘佐芍药以和里;桂、芍之相须,姜、枣之相得,阳表阴里,并行而不悖,是刚柔相济以为和也;甘草甘平,有安内攘外之能,用以调和气血者,即以调和表里,且以调和诸药矣。而精义又在啜稀热粥以助药力,盖谷

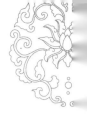

气内充,则邪不复入,而啜粥以继药之后,则余邪不复留,复方之妙用又如此。要知此方专治表虚,能解肌以发营中之汗,而不能开皮毛之窍以出卫分之邪,故汗不出者是麻黄证,脉浮紧者是麻黄脉,即不得与桂枝汤矣。眉批:此明不用桂枝之故。然初起无汗,当用麻黄发汗,如汗解后复烦,即脉浮数者,不得更与麻黄,而用桂枝。如下后脉仍浮,气上冲与下利止,而身痛不休者,皆用此解外,何故? 盖此时表虽不解,腠理已疏,邪不在皮毛而在肌肉,故脉证虽同麻黄,而主治当属桂枝也。眉批:此明必用桂枝之故。粗工妄谓桂枝汤专治中风,不治伤寒,使人疑而不用。不知此汤以治自汗、盗汗、虚疟、虚痢,随手而愈。因知仲景方可通治百病,后人遇一症,便集百方以眩人,使人无下手处①,岂不陋哉!

---

　　① 处:原作"虚",繁体字形近致误,据步月楼本及大成书局本改。

麻黄汤

（柯韵伯）

　　夂阳风寒在表，头项强痛，发热，身疼，腰痛，骨节痛，恶风寒，无汗，胸满而喘，其脉浮紧㕥浮数者，用此发汗。如若脉浮而弱，汗自出，或尺中脉微与迟者，俱不可用。风寒湿成痹，冷风哮，最宜。

　　麻黄<small>三两,去节</small>　桂枝<small>二两</small>　甘草<small>一两,炙</small>　杏仁<small>七十枚,去皮尖</small>

　　上四味，用水九升，先煮麻黄，减二升，去上沫，纳诸药，煮取二升半，去滓，温服八合，取微似汗，不须啜粥。一服汗出，停后服。汗出多者，温粉①扑之，恐汗多亡阳也。

　　柯韵伯曰：此为开表、逐邪、发汗之峻剂也。麻黄中空外直，宛如毛窍骨节，能驱骨节之风寒，悉从毛窍而出，为卫分发

---

　　① 温粉：有二方。一出《千金方》，由煅龙骨、煅牡蛎、生黄芪为末与粳米粉组成；一出《活人书》，由白术、藁本、川芎、白芷为末与米粉组成。

散风寒之第一品。桂枝支条纵横，宛如经
别孙络，能入心化液，通经络而出汗，为营
分解散风寒之第一品。杏仁为心果，温能
助心散寒，苦能入心下气，为逐邪定喘之
第一品。甘草甘平，外拒风寒，内和气血，
为安内攘外之第一品。饮入于胃，行气于
玄府，输精于皮毛，斯毛脉合精，而溱溱汗
出，在表之邪得尽去而不留，痛止喘平，寒
热顿解，不须啜粥而藉汗于谷也。其不用
姜、枣者，以生姜之性横散于肌，碍麻黄之
迅①升；大枣之性泥滞于膈，碍杏仁之速
降。此欲急于直达，稍缓则不迅，横散则
不峻矣。然此为纯阳之剂，过于发散，如
单刀直入之将，用此却当一战成功，不去
则不戢②而召祸，故可一不可再。如汗后
不解，便当以桂枝汤代之；若犹流连于皮
毛，又有桂麻各半、麻黄一桂枝二之妙用；
若阳盛于内而无汗者，又有麻黄杏仁甘草

———————————————

① 迅：原作"汛"，乃同音借字，校本同，据文义
改为本字。下同。

② 戢（jí集）：收敛，止息。

石膏汤。此仲景用方之心法也。

葛根汤 ①

（柯韵伯　喻嘉言）

主治头项强痛，背亦强，牵引几几然，脉浮，无汗，恶风；并治风寒在表而自下利。

葛根二两　麻黄三两　桂枝二两　生姜三两　芍药二两　甘草一两　大枣十二枚

上七味，以水一斗，先煮麻黄、葛根，减二升，去沫，纳诸药同煎，分温三服。

柯韵伯曰：此症身不疼，腰不痛，骨节不疼，不恶寒，是骨不受寒矣；头项强痛，下连于背，牵动不宁，是筋伤于风矣；不喘，不烦躁，不干呕，是无内症；无汗而恶风，病只在表；若表病而兼下利，是表实里虚矣。比麻黄、青龙二症较轻，然几几更甚于项强，而无汗不失为表实，但脉浮不

① 汤：此后原有"合论二条"4字，今据本书体例删。

紧,是中于鼓动之阳风,故于桂枝方加麻黄倍葛根以去实,小变麻、桂之法也。葛根味甘气凉,能起阴气而作汗,开腠理而解表,故以为君;寒热俱轻,桂、芍俱减;麻黄助桂、姜以开表;大枣助甘、芍以调内。故用以治表实,而表邪自解,不必治里虚,而下利自瘳,与大青龙治表里俱实者径庭①矣。盖葛根禀气轻清,而赋体厚重,轻以去实,重以镇动,厚以固里,惟表实里虚者宜之,胃家实者非所宜也。故仲景于阳明经中不用葛根,东垣定为阳明经药,易老云未入阳明者不可便服,岂二老未读仲景书乎?要知葛根、桂枝俱是解肌和里之剂,故有汗无汗、下利不下利俱可用,与麻黄之专于发表者不同耳。

《金匮》治太阳病无汗,小便反少,气上冲胸,口噤不得语,欲作刚痉。

喻嘉言曰:伤寒项背几几,无汗恶风

---

① 径庭:径,门外路;庭,堂外地。二处相距甚远,故常喻事物之悬殊。

者,用葛根汤。此症亦用之者,以其邪在太阳、阳明两经之界,两经之热并于胸中,必伤肺金清肃之气,故水道不行而小便少,津液不布而无汗:阳明之筋内结胃口,外行胸中,过人迎,环口,热并阳明,斯筋脉牵引,口噤① 不得语。然刚痉无汗,必从汗解,况湿邪内郁,必以汗出如故而止,故用此汤合解两经之湿热,与风寒之表法无害其同② 也。

大青龙汤

(柯韵伯)

治头③ 项强痛,脉浮紧,发热恶寒,身疼痛,不汗出而烦躁,无少阴症者,用此发汗清火。若脉浮弱,自汗出者,不可服;服之必厥逆,筋惕肉振也。

麻黄六两　桂枝二两　甘草二两　杏仁

① 噤:原作"禁",据步月楼本及大成书局本改。

② 无害其同:极为相似。无害,无比也。

③ 头:原作"痛",抄刻致误,据步月楼本、大成书局本及《伤寒论》改。

四十枚　　生姜三两　　大枣十枚　　石膏如鸡子大
一枚

上七味，水煎服，如麻黄汤法。

柯韵伯曰：此麻黄症之剧者，故于麻
黄汤加味以治之也。诸症全是麻黄，而喘
与烦躁有别。喘者，是寒郁其气，升降不
得自如，故多用杏仁之苦以泄气。烦躁
者，是热伤其气，无津不能作汗，故特加石
膏之甘以生津。然其性沉而大寒，恐内热
顿除，而表邪不解，变为寒中，而协热下
利，故必倍麻黄以发表，又倍甘草以和中，
更用姜、枣以调营卫，一汗而表里双解，风
热两除。此清内攘外之功，所以佐麻、桂
二方之不及也。少阴亦有发热、恶寒、无
汗、烦躁之症，与大青龙同，但脉不浮、头
不痛为辨，法当温补。及脉浮弱，自汗出
者，是桂枝症，反与麻黄、石膏，则真阳立
亡矣。胃气不至于四肢，故手足厥冷；太
阳不周于一身，故筋惕肉瞤，仲景所深戒
也。必细审其所不可用，然后不失其所当
用耳。要知麻黄症热全在表，桂枝症之自

汗,大青龙之烦躁,皆兼里热,仲景于表剂中便加寒药以清里。眼明! 自汗是烦之兆,躁是烦之征,汗出则烦得泄,故不躁,宜微寒酸苦之味以和之;汗不出则烦不得泄,故躁,宜大寒坚重之品以清之。芍与膏本是里药,今人见仲景入表剂中,因疑而畏之,当用不用,以至热结阳明,而斑黄狂乱纷出矣。仲景于太阳经中即用石膏以清胃火,是预保阳明之先着;加姜、枣以培中气,又虑夫转属太阴。妙谛。苦心良法,有如此者!

小青龙汤

（柯韵伯　赵以德）

治伤寒表不解,心下有水气,干呕,发热而咳,或渴,或利,或噎,或小便不利,少腹满,或喘者;及杂病肤胀、水肿证,用此发汗而利水。

桂枝　芍药　甘草　麻黄　细辛
干姜各三两　半夏　五味子各半升

上八味,先煮麻黄,去沫,纳诸药,煮取三升,温服一升。若渴,去半夏,加栝蒌根三两。若微利,去麻黄,加芫花。若噎者,去麻黄,加附子。若小便不利,少腹满者,去麻黄,加茯苓四两。若喘者,去麻黄,加杏仁半升。

柯韵伯曰:寒热不解而咳,知内有水气射肺;干呕,知水气未入于胃,而在心下也。心下为火位,水火相射,则水气之变幻不可拘。如下而不上,则或渴、或利;上而不下,则或噎、或喘;留于肠胃,则小便不利,而少腹因满矣。惟发热而咳为定证,故于桂枝方去大枣之泥,加麻黄以开腠理,细辛逐水气,半夏除呕,五味、干姜以除咳。若渴者,是心火盛,故去半夏之燥热,加栝蒌根以生津。若微利与噎,小便不利与喘者,病机偏于向里,故去麻黄之发表,加附子以除噎,芫花、茯苓以利水,杏仁以定喘耳。明眼。两青龙俱治有表里证,皆用两解法,大青龙是里热,小青龙是里寒，故发表之药相同，而治里之药则殊也。_{明眼。}此与五苓，同为治表不解而心下有水气，在五苓治水之蓄而不行，故大利其水，而微发其汗，是水郁折之也；本方治水之动而不居，故备举辛温以散水，并用酸苦以安肺，培其化源也。_{妙谛。}细译仲景发表利水诸法，精义入神矣。

赵以德曰：溢饮之证《金匮》云当发其汗，小青龙汤治之。盖水饮溢出于表，营卫尽为之不利，必仿伤寒营卫两伤之法，发汗以散其水，而后营卫行，经脉通，则四肢之水亦消，必以小青龙为第一义也。《金匮》妙法如此。

桂枝人参、葛根黄芩黄连二汤合论[①]
（柯韵伯）

太阳外证未解，而数下之，遂协热而利，利下不止，表里不解，脉微弱，心下痞硬者，桂枝人参汤主之。桂枝证医反下

---

① 合论：此2字原无，据目录及本书体例补。

之,利遂不止,其脉促,喘而汗出者,葛根黄芩黄连汤 ① 主之。

桂枝人参汤 ②

桂枝　甘草各四两　人参　白术　干姜各三两

水九升,先煮四味,取五升,纳桂,更煮三升,日再服,夜一服。

葛根黄芩黄连汤 ③

葛根半斤　黄连　黄芩各三两　甘草炙,二两

水八升,先煮葛根,减二升,纳诸药,煮二升,分温再服。

柯韵伯曰:外热不除是表不解,下利不止是里不解,病因则同。一以微弱之脉

---

① 葛根黄芩黄连汤:原作"葛根黄连黄芩汤",据《伤寒论》乙改。

② 桂枝人参汤:此标题原无,校本同,今据本书体例及下文内容补。

③ 葛根黄芩黄连汤:此标题原无,校本同,今据本书体例及下文内容补。

而心下痞硬,是脉不足而证有余,一以脉促而喘反汗自出,是脉有余而证不足,表里虚实当从脉而辨证矣。弱脉见于数下后,则痞硬为虚,方①用理中之辛甘温补,止利消痞硬,又加桂枝以解表,先煎四味,后纳桂枝,和中之力饶,而解肌之气锐,是于两解中寓权宜法。桂枝证脉本缓,误下后而反促,阳气重可知;邪束于表,阳扰于内,故喘而汗出;利遂不止者,是暴注下迫,属于热也。故君气轻质重之葛根,以解肌而止利;佐苦寒清肃之芩、连,以止汗而除喘;又加甘草以和中。先煮葛根,后纳诸药,解肌之力缓,而清中之气锐;又与补中逐邪者殊法矣。

上条脉证是阳虚,虽协热于外,而里则虚寒;下条脉证是阳盛,虽下利不止,而表里俱实。同一协热利,同是表里不解,而寒热虚实攻补不同。前方理中加桂枝,而冠桂枝于人参之上;后方泻心加葛根,

---

① 方:原作"文",形近致误,据步月楼本改。

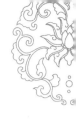

而冠葛根于芩、连之首。不名理中、泻心者，总为表未解故耳。补中亦能解表，凉中亦能散表；补中亦能散痞，凉中亦能止利。仲景制两解方，神化如此。

卷三

葛根黄芩黄连汤

（喻嘉言）

治太阳误下，邪热入里，脉促，喘而下利。

葛根半斤　甘草　黄芩各二两　黄连三两

上四味，以水八升，先煮葛根，减二升，纳诸药，煮取二升，去滓，分温再服。

喻嘉言曰：太阳病原无里症，但当用桂枝解外。若反下之，则邪热之在太阳者，未入阳明之经，已入阳明之腑，所以其脉促急，其汗外越，其气上奔则喘，下奔则泄。故舍桂枝而用葛根，以专主阳明之表，加芩、连以清里热，则不治喘而喘自止，不治利而利自止。此又太阳两解表里变法也。

桂枝汤去桂加茯苓白术汤

（柯韵伯）

服桂枝汤，或下之，仍头项强痛，翕翕发热，无汗，心下满微痛，小便不利者，桂枝去桂加茯苓白术汤主之。小便利则愈。

桂枝汤去桂，加白术、茯苓各三两，减芍药一两。

柯韵伯曰：汗出不彻而遽下之，表证仍在而反无汗，更见心下满痛，此谓有表里证矣。病机向里，即当究其里。满而不硬，痛而微，此非结热，必水气凝滞而然，当问其小便。若小便利者，邪未犯本，病仍在表，仍须汗散；如小便不利者，由膀胱之水气不行，故营卫之津液不出，而非桂枝证未罢也。欲利小便者，不得更发汗，故去桂枝而君以苓、术，则姜、芍即散邪利水之佐，甘、枣效培土制水之功，非复辛甘发散之剂矣。此水结中焦，可利而不可散，所以与小青龙、五苓不同法，但得膀胱水去,而太阳表里之证悉除。此为治病必求于本耳。《经》曰:血之与汗,异名而同类。又曰:膀胱津液,气化而后能出。是汗由血化,小便由气化也。桂枝是血分药,但能发汗,不能利水。按五苓散云:多服暖水,汗出愈。此云小便利则愈,可明用桂、去桂之理。_{前人所未发。}今人不审仲景法,妄谓仲景制五苓以利水,岂不悖哉!

黄芩汤 ①

（程郊倩　柯韵伯）

治太阳、少阳合病,自下利者。若呕者,加半夏、生姜。

黄芩　甘草　芍药_{各三两}　大枣_{十二枚}

上四味,以水一斗,煮取三升,去滓,温服一升,日再服,夜一服。呕者加半夏半斤,生姜三两。

---

① 汤:此后原有"论二条"3字,今据本书体例删。

程郊倩曰:此之合病者,头痛,胸满,口苦,咽干,目眩,或往来寒热,脉或大而弦。半表之邪,不待太阳传递,而即合太阳并见,经气不无失守,所以下利;阳热渐胜,表实里虚,则邪热得乘虚而攻及里气,故用黄芩汤清热益阴,半里清而半表自解矣。

柯韵伯曰:太阳、少阳合病,是热邪已入少阳之里,胆火上逆,移热于脾,故自下利。与黄芩汤,酸苦相济以存阴也。热不在半表,故不用柴胡;今热已入半里,故黄芩主之;虽非胃实,亦非胃虚,故不须人参以补中也;兼痰饮则呕,故仍加半夏、生姜。

黄连汤

(程郊倩　成无己)

治伤寒胸中有热,胃中有邪气,腹中痛,欲呕吐者。

黄连　甘草　干姜各三两　人参二两

桂枝三两　　半夏半斤　　大枣十二枚

上七味,以水一斗,煮取六升,去滓,温服一升,日三服,夜二服。

程郊倩曰:热在胸中,有烦躁郁闷之证,可知胃中反有邪气,以寒邪被格在下故也。此证寒热俱有,较之大青龙之寒热,已向近里一层,故其症不见之表里际,而只见之上下际。腹中痛者,阴不得上,而寒乃独治于下也;欲呕吐者,阳不得下,而热乃独治于上也。此为上下相格,则治法亦寒热并施,而辛寒易以苦寒,辛热加以苦热,更用人参、半夏以补宣中气,升降阴阳。仲景圣法。自此条而互及泻心诸汤,皆其法也。眉批:仲景方中往往寒热并用。黄连汤之用干姜,此其关头也。

成氏①曰:湿家下后,舌上如胎者,以丹田有热,胸中有寒,是邪气入里,而为下热上寒也。此伤寒邪气传里,而为下寒上

---

① 成氏:指成无己,著有《注解伤寒论》和《伤寒明理论》。

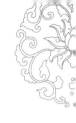

热也。喻氏曰:阴阳悖逆,皆当和解法。

十枣汤

（柯韵伯）

治太阳中风,表解后里气不和,下利,呕逆,心下至胁痞满硬痛,汗出,短气,头痛,不恶寒者。此治水之急方也。

大枣十枚,擘　甘遂　大戟　芫花熬,各等分

上三味,各别捣为散,以水一升半,先煮大枣肥者十枚,取八合,去滓,纳末药。强人一钱,羸人服半钱,平旦温服。若下少病不除者,明日再服,加半钱。得快下后,糜粥自养。

柯韵伯曰:仲景利水之方,种种不同,此其最峻者也。凡水气为患,或喘,或咳,或悸,或噎,或吐,或利,或无汗,病在一处而止;此则外走皮毛而汗出,上走咽喉而呕逆,下走肠胃而下利,水邪之泛溢于外者,浩浩莫御矣。且头痛,短气,心腹胁下

皆痞满而硬痛,是水邪尚留结于中,三焦升降之气阻隔而难通矣。表邪已罢,非汗散之法所宜;里邪充斥,又非淡渗之品所能胜;非选利水之所至峻者以直折之,中气不支,束手待毙耳。甘遂、芫花、大戟三味,皆辛苦气寒,而禀性最毒,并举而用之,气味合,相济相须,故可交相去邪之巢穴,决其渎而大下之,一举而水患可平也。然水邪①所凑,其元气已虚,而毒药攻邪,必脾胃反弱,使无健脾调胃之品为主宰,邪气尽,而大命亦随之矣。故选十枣之大而肥者以君之,一以培脾土之虚,一以制水气之横,一以解诸药之毒,得一物而三善备,既不使邪气之盛而不制,又不使元气之虚而不支,此仲景立法之尽善也。昧者惑于甘能中满之说而不敢用,岂知承制之理乎? 张子和窃此意而制浚川、禹功、神祐等方,以治水肿、痰饮之病,而不知君补剂以培本,但知任毒药以攻邪,所以善

---

① 邪:原作"利",校本同,据文义改。

其后者鲜矣。

小陷胸汤

（程扶生　程郊倩）

治心下痞，按之则痛，脉浮滑者。

黄连一两　半夏半升　栝蒌实大者一个

上三味，以水六升，先煮栝蒌实，取三升，去滓，纳诸药，煮取二升，分温三服。

程扶生曰：此热结未深者，在心下，不若大结胸之高在心上；按之痛，比手不可近为轻；脉之浮滑，又缓于沉紧。但痰饮素盛，挟热邪而内结，所以脉见浮滑也。以半夏之辛散之，黄连之苦泻之，栝蒌之苦润涤之，所以除热散结于胸中也。先煮栝蒌，分温三服，皆以缓治上之法。

程郊倩曰：黄连涤热，半夏导饮，栝蒌润燥，合之以开结气。亦名曰陷胸者，攻虽不峻，而一皆直泻，其胸里之实邪亦从此夺矣。

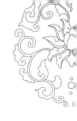

大陷胸汤

（柯韵伯）

主治伤寒发热，不发汗而反下之，表热乘虚入于胸中，与不得为汗之水气结而不散，令心下至小腹硬满而痛不可近。其人身无大热，但头汗出，或潮热燥渴，脉沉紧者。如水肿、肠澼初起，形气俱实者，亦可用。

大黄六两　芒硝　葶苈子　杏仁去皮，各半升　甘遂一钱，为末

上五味，以水先煮大黄、杏、苈，去滓，纳芒硝，煮一二沸，纳甘遂末，温服。得快利，止后服。如未剧者，加白蜜二合作丸，如弹子大，水煮一丸服，过宿乃下；如不下，更服。

柯韵伯曰：胸中者，宗气之所出，故名气海。气为阳，故属太阳之部。气为水母，气清则水精四布，气热则水浊而壅结矣。水结于胸，则津液不下；无以润肠胃，

故大便必燥;不下输膀胱,其水道不通。大黄、芒硝,善涤肠胃之热实,此病在胸中,而亦用以为君者,热淫于内,当治以苦寒,且以润阳明之燥,是实则泻子之法;补膀胱之寒①,亦制之以其所畏也。任甘遂之苦辛,所以直攻其水结;然水结因于气结,必佐杏仁之苦温,以开其水中之气,气行而水自利矣;水结又因于气热,必佐葶苈之大寒,以清其气②分之热,源清而流自洁矣。若胸中水结而未及中焦者,当小其制,而复以白蜜之甘以缓之,使留连于胸中,过宿乃下,但解胸中之结滞,而保肠胃之无伤,是又以攻剂而为和剂矣。是方为利水攻积之剂,故治水肿、痢疾之初起者甚捷。然必视其人壮实,可以一战成功,如平素虚弱者,病久而任攻伐者,当念虚虚之戒矣。

卷三

115

---

① 补膀胱之寒:谓以大黄补充膀胱之寒凉,以泻膀胱之热结也。

② 气:原作"清",涉上文"清"字致误,据步月楼本及大成书局本改。

五泻心汤合论 ①

（王又原）

半夏泻心汤 ②

伤寒五六日，呕而发热，柴胡证具，而以他药下之，但满而不痛，此为痞，宜半夏泻心汤。

半夏半斤　黄芩　干姜　人参各三两
黄连一两　大枣十二枚　甘草三两

上七味，以水一斗，煮取六升，分温三服。

大黄黄连泻心汤

伤寒大下后，复发汗，心下痞，恶寒者，表未解也，不可攻痞，当先解表，表解，乃可攻痞。解表宜桂枝汤，攻痞宜大黄黄

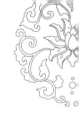

连泻心汤。心下痞，按之濡，其脉关上浮者，大黄黄连泻心汤。

大黄二两　黄连一两

以麻沸汤二升，渍之须臾，绞去滓服之。

附子泻心汤

心下痞，而复恶寒、汗出者，附子泻心汤。

大黄二两　黄连一两　黄芩一两　附子一枚，别煮取汁

以麻沸汤二升，渍三味，须臾，去滓，纳附子汁。

生姜泻心汤

伤寒汗出解之后，胃中不和，心下痞硬，干噫食臭，胁下有水气，腹中雷鸣，下利，生姜泻心汤。

生姜四两　甘草　人参各三两　干姜一两　黄连一两　黄芩三两　半夏半升　大枣十二枚

上八味，以水一斗，煮取六升，分温三服。

甘草泻心汤

伤寒中风，医反下之，其人下利，日数十行，谷不化，腹中雷鸣，心下痞硬而满，干呕，心烦不得安。医见心下痞，谓病不尽，复下之，其痞益甚。此非结热，但以胃中虚，客气上逆，故使硬也，甘草泻心汤。

甘草四两 黄芩 干姜各三两 半夏半升 黄连一两 大枣十二枚

上六味，以水一斗，煮取六升，去滓，分温三服。

王又原曰：病发于阴而反下之，因作痞。然亦有汗出解之后而痞者，亦有下后复汗而痞者，亦有不经汗下而痞者。大要结胸属实，痞属虚；结胸热入，痞无热人。药用苦以泻之、辛以散之是也。然仲景立五泻心汤，药有同异。其同者，黄连、干姜；若黄芩、大枣，则异而同也。其异者，人参、附子、大黄；若半夏、甘草、生姜，则

同而异者也。试论之：伤寒五六日，柴胡
症具，而以他药下之成痞，即用小柴胡汤，
以干姜易生姜，以黄连易柴胡，彼以和表
里，此以彻上下；而必推半夏为君者，痞从
呕得来，半夏之辛以破结，主病之药故也。
汗出解之后，已无伤寒矣。胃藏津液，发
汗则津液亡，故胃中不和，姜、枣以和荣
卫，以生发胃家升腾之气，乃治杂症之标
的也。一属少阳，一属汗解，人参在所必
用耳。若伤寒中风，正在太阳，无用人参
之例，虽下而复下，为胃中虚，不可用也。
但以甘草缓其下利之急速，和其客气之上
逆，温其中气之不调，补其心烦之不安焉
耳。心下硬满，痞之候也；紧反入里，痞之
诊也。按之濡，关上浮，为痞尚未成，故无
用虏荆之六十万，但假将军之先声以夺
之。妙。此渍以麻沸汤，须臾去滓，仅得其
无形之气，不用其有形之味也。心下痞，
恶寒者，为兼有之症，明系表邪未解；心下
痞而复恶寒者，为续见之证，明系阳气外

亡,况加以汗出乎!兼见者,以两汤治之;续见者,以一汤救之。其附子则煮汁者,是取三黄之气轻,取附子之力重也。^{妙谛①}。然胃居心下,心下痞者,胃痞也。不曰泻胃,而曰泻心,恐混以苦寒,伤其胃阳,又误为传入阳明,以治阳明之法治之也。此仲景之微旨也。

桂枝加附子汤

(柯韵伯)

太阳病,发汗遂漏不止,其人恶风,小便难,四肢微急,难以屈伸者,此方主之。

桂枝汤加附子一枚,炮去皮,破八片,煎服同,不须啜粥。

柯韵伯曰:发汗太过,阳无所止[2],而必[3]汗出不止矣。汗多亡阳,玄府不闭,风乘虚入,故复恶风;津液外泄,不能润

---

① 炒谛:大成书局本作"至论"。

② 止:步月楼本作"止息"。

③ 而必:原作"必而",据大成书局本乙正。步月楼本无"必"字。

下,故小便难;四肢者,诸阳之本;阳气者,柔则养筋。开阖不得,寒气从之,故筋急而屈伸不利。此离①中阳虚,不能敛液,当用桂枝汤补心之阳,阳密则漏汗自止,恶风自罢矣。坎②中阳虚不能行水,必加附子以回肾之阳,阳回则小便自利,四肢自柔矣③。汗漏不止,与大汗出同,而来由则异。服桂枝后大汗出,而大烦渴,是阳陷于里,急当滋阴,故用白虎加参以和之。用麻黄汤遂漏不止,是阳亡于外,急当扶阳,故用桂枝加附④以固之。要知发汗之剂,用桂枝不当,则阳陷于里;用麻黄不当,则阳亡于外。因桂枝汤有芍药而无麻黄,故虽汗大出,而玄府仍能自闭,断不致

① 离:为八卦之一,居南方属火。心在五行亦属火,故中医常用"离"借指为"心"。

② 坎:为八卦之一,居北方属水。肾在五行亦属水,故中医常用"坎"借指为"肾"。

③ 矣:此后大成书局本有"二义铁案"4字小注,疑后人所加。

④ 附:原作"回",涉下文"回"字致误,据步月楼本改。大成书局本作"芍",非是。

亡阳于外耳。

桂枝甘草汤

（柯韵伯）

治发汗过多，其人叉手自冒心，心下悸欲得按者。

桂枝四两　甘草二两，炙

上二味，水三升，煮取一升，顿服。

柯韵伯曰：汗出多则心液虚，气馁故悸，叉手自冒则外有所卫，得按则内有所依，如此不堪之状，望之而知其虚矣。桂枝本营分药，得麻黄、生姜，则令营气外发而为汗，从辛也；得芍药，则收敛营气而止汗，从酸也；得甘草，则补营气而养血，从甘也。眉批：妙议！故此方以桂枝为君，独任甘草为佐，以补心之阳，汗虽多而不至于亡阳，甘温相得，斯血气和而悸自平，与治心中烦、心下有水气而悸者迥别，乃补心之峻剂也。

芍药甘草附子汤

（柯韵伯）

发汗病解，反恶寒者，虚故也。此方主之。

芍药三两　甘草二两，炙　附子一枚，炮，去皮，破八片

上三味，以水五升，煮取一升五合，去滓，分温服。

柯韵伯曰：发汗病解而反恶寒，比未汗时更甚，其阳虚可知矣。夫太阳、少阴为表里，太阳之病，本由少阴之虚，不能藏精而为阳之守也。今恶寒反见于发汗病解后，是寒邪已从汗解，太阳之虚不能卫外而为阴之使也，则阳亡之兆已见于此，若仍以桂枝汤攻表，非以扶阳，反以亡阳也。故以芍药收少阴之精气，甘草缓阴邪之上行，附子补坎宫之少火，但使肾中元阳得位，在表之虚阳恶寒自解耳。

桂枝去芍药加麻黄附子细辛汤

（柯韵伯）

治水饮在气分,心下坚大如盘,边如旋杯者。

桂枝三两　生姜三两　甘草二两,炙　大枣十二枚　麻黄二两　细辛二两　附子一枚,炮

上七味,以水七升,先煮麻黄,去沫,纳诸药,煮取二升,分温三服。当汗出,如虫行皮中,即愈。

柯韵伯曰:水饮者,少阴所主。心下者,太阳之部。心下有水气,至于坚大如盘,是五脏之阳已竭也;惟边如旋杯状,尚有一线之微阳。斯时欲利水,则水坚而不可破;欲行气,则气泄而微阳亦亡;非大剂以扶阳,则束手待毙矣。《内经》曰:阳之气,以天地之疾风名之;阳之汗,以天地之雨名之。故用附子、姜、桂以① 生阳之气,麻黄、细辛以发阳之汗,甘草、大枣以培胃

---

① 以:原作"辛",据步月楼本及大成书局本改。

脘之阳,使心下之水饮外达于皮毛,必如虫行皮中,而坚大如盘者始散。此一汗而营卫之气通,腹中之轮转,犹如急风暴雨,不终朝而天朗气清如故也。盖气为阳,水为阴,又气为水母,阳旺则水精四布,而气化为汗,阳虚则阴气凝结,水不化而为积矣。今人凡遇此证,非用峻剂以利水,即香燥以行气,于先圣大法畏而远之,宁死而不敢服,可胜道哉!

此与伤寒结胸证同,而病则异。伤寒误下,因邪气内陷,是阳为阴郁,而水不行,故用硝、黄、甘遂苦寒之品以下之。此因寒邪内结,阳衰而气不化,所谓自伤,气之削也,故于桂枝汤去芍药之微寒,合麻、辛、附之辛热以汗之。《难经》曰:阳盛阴虚,汗之则死,下之而愈;阴盛阳虚,下之则死,汗出而愈。毫厘千里,可勿慎与!

小建中汤

（柯韵伯）

治伤寒表未解，或心悸而烦，或腹中急痛，而脉阳涩阴弦者。

桂枝三两　芍药六两　甘草三两　生姜三两　大枣十二枚　胶饴一升

上六味，水七升，煮取三升，去滓，纳胶饴，更上微火消解，分三服。

柯韵伯曰：桂枝汤为治表而设，佐以芍药者，以自汗故耳。自汗本表证，而所以自汗者，因于烦，烦则由里热电。此汤倍芍药，加胶饴，名曰建中，则固为里剂矣。然由伤寒内热虽发，而外寒未除，势不得去桂、姜；以未离于表，而急于建中，故以小名之。其剂不寒不热，不补不泻，惟甘以缓之，微酸以收之，故名曰建耳。所谓中者有二：一心中悸而烦，烦则为热，悸则为虚，是方辛甘以散太阳之热，酸苦以滋少阴之虚，是建膻中之宫城也；一腹中急痛,急则为热,痛则为虚,是方辛以散厥阴之邪,甘以缓肝家之急,苦以泻少阳之火,酸以致太阴之液,是建中州之都会也。若夫中气不足,劳倦所伤,非风寒外袭者,《金匮》加黄芪以固腠理而护皮毛,则亡血、失精之症自宁。此阳密乃固之理也。

五苓散 <small>附:茵陈五苓散</small>

(程郊倩 赵羽皇 罗东逸)

治脉浮,小便不利,热微消渴者;发汗已,脉浮数,烦渴者;中风发热,六七日不解而烦,有表里症,渴欲饮水,水入则吐者。

茯苓<small>十八铢</small> 猪苓<small>十八铢</small> 白术<small>十八铢</small> 泽泻<small>一两</small> 桂<small>半两</small>

上五味为末,以白饮和,服方寸匕,日三服。

程郊倩曰:标邪传入膀胱,是谓犯本。其人必渴,必小便不利,宜可消水矣。眉批：此伤寒五苓论。乃一症以水入则拒而吐，一症以水入则消，何居①？膀胱为津液之腑，热入而蓄邪水，致小便不利也。是则水气挟热而上升，必至格水，此渴欲饮水，水入则吐也。用五苓者，取其开结利水也，水泉不致留结，邪热从小便出矣。若热微消渴，是则热入膀胱，而燥其津液，乃成消渴。此膀胱无邪水之蓄，亦用五苓者，以化气回津也，使膀胱之气腾化，故渴亦止而病愈。眉批：一取开结利水，一取化气回津，尽太阳犯本之治矣。然症必以脉浮数，烦渴，为脉表症里，知非阳明之里，而仍为太阳之里，故以五苓主之也。

赵羽皇曰：人身之水有二：一为真水，一为客水。真水者，即天乙之所生②；客

---

① 居(jī 基)：与"故"通，表理由。

② 天乙之所生："天乙"亦作"天一"。据五行生成数，则天一生水，地六成之；地二生火，天七成之；天三生木，地八成之；地四生金，天九成之；天五生土，地十成之。故此"天乙之所生"者，乃指肾中真水而言也。

水者,即食饮之所溢。故真水惟欲其升,客水惟欲其降。若真水不升,则水火不交而为消渴;客水不降,则水土相混而为肿满。<small>眉批:此杂症五苓论。</small>五苓散一方,为行膀胱之水而设,亦为逐内外水饮之首剂也。<small>眉批:五苓与真武汤对看,五苓行客水之有余,真武护真水之不足,皆所以行水也,不可不知。</small>盖水液虽注于下焦,而三焦俱有所统,故肺金之治节有权,脾土之转输不息,肾关之开阖得宜,则溲溺方能按时而出。若肺气不行,则高源化绝;中州不运,则阴水泛流;坎脏无阳,则层冰内结,水终不能自行。不明其本,而但理其标,可乎? 方用白术以培土,土旺而阴水有制也;茯苓以益金,金清而通调水道也;桂味辛热,且达下焦,味辛则能化气,性热专主流通,州都温暖,寒水自行;再以泽泻、猪苓之淡渗者佐之,禹功可奏矣。先哲有曰:水之得以安流者,土为之堤防也;得以长流者,火为之蒸动也。无水则火不附,无火则水不行。旨哉言乎!

罗东逸曰:伤寒之用五苓,允为太阳

寒邪犯本,热在膀胱,故以五苓利水泻热,然用桂枝者,所以宣邪而仍治太阳也。杂症之用五苓者,特以膀胱之虚,寒水为壅,兹必肉桂之厚以君之,而虚寒之气始得运行宣泄。二症之用稍异,不可不辨。加茵陈为茵陈五苓散,治酒积黄瘅。盖土虚则受湿,湿热乘脾,黄色乃见。茵陈专理湿热,发黄者所必用也;佐以五苓,旺中州,利膀胱;桂为向导,直达热所,无不克矣。

越婢汤《金匮》

（喻嘉言　赵以德）

治风水恶风,一身悉肿,脉浮不渴,续自汗出,无大热者。又治里水,一身面目黄肿,其脉沉,小便不利;故令病水。假如小便自利,此亡津液,故令渴也,越婢加术汤主之。

麻黄六两　石膏半斤　生姜三两　大枣十五枚　甘草二两

上五味,以水六升,煮麻黄,去沫,纳

诸药,煮取三升,分三服。恶风加附子一
枚炮。

　　喻嘉言曰:越婢汤者,示微发表于不
发之方也,大率取其通调营卫。麻黄、石
膏二物,一甘热,一甘寒,合而用之,脾偏
于阴则和以甘热,胃偏于阳则和以甘寒,
乃至风热之阳、水寒之阴,凡不和于中土
者,悉得用之。何者? 中土不和,则水谷
不化。其精悍之气以实营卫,营卫虚,则
或寒或热之气,皆得壅塞其隧道,而不通
于表里。所以在表之风水用之,而在里之
水兼渴而小便自利者,咸必用之,无非欲
其不害中土耳。不害中土,自足消患于方
萌矣。

　　赵以德曰:五脏各一其阴阳,独脾胃
居中而两属之,故土不独成四气①,土亦
从四维而后成,不惟火生而已。此义无人能
知。于是四方有水寒之阴即应于脾,风热

────────────

　　① 四气:此与后"四维",皆指心、肝、肺、肾四脏
而言。

之阳即应于胃。饮食五味之寒热,凡入于脾胃者亦然。一有相干,则脾气不和,胃气不清,而水谷不化其精微以行营卫、以实阴阳也。甘者是土之本味,所以脾气不和,和以甘热;胃气不清,清以甘寒。麻黄之甘热,走手足太阴经,运①于皮肤,行气于三阴,以祛阴寒之邪;石膏之甘寒,走手足阳明经,达于肌肉,行气于三阳,以祛风热之邪。既用其味甘以入土,用其寒热以和阴阳,用其性善走以发越脾气,更以甘草和中缓急,调二药相协而成功。大枣之甘,补脾中之血;生姜之辛,益胃中之气。恶风者,阳虚,故加附子以益阳。风水者,则加术,以散皮肤闻风水气,发谷精以宣荣卫,与麻黄、石膏为使,引其入土也。越婢之名,不亦宜乎!

　　喻论明析,赵说能细剖其理,开便后学,故两录之。

---

　　① 运:原作"连",形近致误,据大成书局本改。

茵陈蒿汤

（柯韵伯）

阳明病发热，但头汗出，身无汗，小便不利，渴饮水浆。此为瘀热在里，身必发黄，腹微满者，本方主之。

茵陈蒿六两　栀子十四枚　大黄二两

水一斗，先煮茵陈，减六升，纳二味，煮三升，去渣，分温三服。小便当利，尿如皂角汁状。一宿腹减，黄从小便去也。

柯韵伯曰：太阳、阳明俱有发黄证。但头汗而身无汗，则热不外越；小便不利，则热不下泄，故瘀热在里。眉批：发黄，三阳看得清楚。然里有不同，肌肉是太阳之里，当汗而发之，故用麻黄连翘赤豆汤，为凉散法；心胸是太阳阳明之里，当寒以胜之，用栀子柏皮汤，乃清火法；肠胃是阳明之里，当泻之于内，故立本方，是逐秽法。茵陈禀北方之色，经冬不凋，傲霜凌雪，偏受大寒之气，故能除热邪留结。率栀子以通水源，大黄以调胃实，令一身内外瘀热悉从小便而出，腹满自减，肠胃无伤，仍合引而竭之之法，此阳明利水之圣剂也。仲景治阳明渴饮有四法：本太阳转属者，五苓散微发汗以散水气；大烦燥渴，小便自利者，白虎加参清火而生津；脉浮，发热，小便不利者，猪苓汤滋阴而利水；小便不利，腹满者，茵陈汤以泄满，令黄从小便出。病情治法，胸有成竹矣。窃思仲景利小便，必用气化之品；通大便，必用承气之味。故小便不利者必加茯苓，甚者兼用猪苓，因二苓为气化之品，而小便由于气化也。兹小便不利，不用二苓者何？本论云：阳明病，汗出多而渴者，不可与猪苓汤，以汗多胃中燥，猪苓汤复利小便故也。斯知阳明病汗出多而渴者不可用，则汗不出而渴者，津液先虚，更不可用明矣。此以推陈致新之茵陈，佐以屈曲下行之栀子，不用枳、朴以承气与芒硝之峻利，则大黄但可以润胃燥，而大便之不遽行可知，故必一宿而腹始减,黄从小便去,而不由大肠。仲景立法神奇,非夷所思耳。

栀子豉汤<small>并加减诸汤合论</small>①
(柯韵伯)

　　治阳明病脉浮而紧,咽燥,口苦,腹满而喘,发热,汗出,不恶寒,反恶热,身重烦躁,心中愦愦,怵惕,懊憹,目疼,鼻干,不得卧。

　　栀子<small>十四枚</small>　香豉<small>四合,绵裹</small>

　　上二味,以水四升,先煮栀子得二升半,纳豉,煮取一升半,去渣,分二服温进。一服得吐,止后服。若少气者,加甘草二两。若呕者,加生姜三两。若下后心烦,腹满,起卧不安者,去香豉,加厚朴四两,枳实四枚。若医以丸药下之,身热不去,微烦者,去香豉,加干姜二两。若身热发黄者,去香豉,加甘草一两,黄柏二两。

————————

　　① 并加减诸汤合论:原作"附加减诸汤",据目录及本节内容改。

柯韵伯曰:太阳以心腹为里,阳明以心腹为表。盖阳明之里是胃实,不特发热、恶热、目疼、鼻干、汗出、身重谓之表,一切虚烦、虚热、咽燥、口苦、舌胎①、腹满、烦躁、不得卧、消渴而小便不利,凡在胃之外者,悉是阳明之表也。_{谁能指出。}仲景制汗剂,是开太阳表邪之出路;制吐剂,是引阳明表邪之出路。所以太阳之表,宜汗不宜吐;阳明之表,当吐不当汗。_{眉批:阳明之表当吐,此义前人未发。}太阳当汗而反吐之,便见自汗出,不恶寒,饥不能食,朝食暮吐,欲饮冷食,不欲近衣等证。此太阳转属阳明之表,法当栀子豉汤吐之。阳明当吐而不吐,反行汗、下、温针等法,以致心中愦愦,怵惕,懊侬,烦躁,舌胎等证,然仍在阳明之表,仍当栀子豉汤主之。_{眉批:所谓汗、吐法,当如此。}栀子苦能涌泄,寒能胜热,其形象心,又赤色通心,故主治心中上下一切证;豆形象肾,又黑色入肾,制而为

---

① 舌胎:指舌上有异常舌苔。胎,通"苔"。

豉,轻浮上行,能使心腹之浊邪上出于口,一吐而心腹得舒,表里之烦热悉解矣。所以然者,二阳之病发心脾,此是心脾热,不是胃家实,即所云有热属脏者,攻之不令发汗之义也。着眼。急除胃外之热,不致胃家之实,即此栀豉汤,为阳明解表里之圣剂矣。热伤气者少气,加甘草以益气;虚热相搏者多呕,加生姜以散邪。若下后而心腹满,起卧不安,是热已入胃,便不当吐,故去香豉。屎未燥硬,不宜复下,故只用栀子以除烦,佐枳、朴以泄满,此两解心腹之妙,又小承气之轻剂也。更有见。若以丸药下之,心微烦而不懊侬,是知寒气留中,而上焦留热,故任栀子以除烦,倍干姜以逐内寒,而表热自解,此又寒热并用,为和中解表之剂矣。内外热炽,肌肉发黄,必须苦甘之剂以调之,柏皮、甘草色黄而润,助栀子以除内烦而解外热,形色之病,仍假形色以通之,此皆用栀豉于加①减,

---

① 加:原脱,据步月楼本及大成书局本补。

以御阳明表证之变幻也。夫栀子之性，能屈曲下行，不是上涌之剂，惟豉之腐气，上蒸心肺，能令人吐耳。观瓜蒂散必用豉汁和服，是吐在豉而不在栀也。眉批：此义后人蒙蒙，赖此发明。栀子干姜汤，去豉用姜，是取其横散；栀子厚朴汤，以枳、朴易豉，是取其下泄，皆不欲上越之义。二方后概云得吐止后服，大背仲景之旨矣。看栀子与茵陈柏皮汤，俱不言吐，病人旧微溏者不可与，则栀子之性自明矣。

猪苓汤《伤寒》

（赵羽皇）

治阳明病脉浮，发热，渴欲饮水；少阴病下利六七日，咳而呕渴，心烦不得眠者。

猪苓　茯苓　泽泻　滑石　阿胶各一两

上五味，以水四升，先煮四味，取二升，去滓，纳阿胶溶，温服七合，日三服。

赵羽皇曰：仲景制猪苓汤，以行阳明、

少阴二经水热,然其旨全在益阴,不专利水。二语便得正旨。盖伤寒在表,最忌亡阳,而里虚又患亡阴。亡阴者,亡肾中之阴,与胃家之津液也。故阴虚之人,不但大便不可轻动,即小水亦忌下通。倘阴虚过于渗利,津液不致耗竭乎?方中阿胶养阴,生新去瘀,于肾中利水,即于肾中养阴;妙!滑石甘滑而寒,于胃中去热,亦于胃家养阴;妙!佐以二苓之淡渗者行之,既疏浊热,而不留其瘀壅,亦润真阴,而不苦其枯燥,源清而流有不清者乎?顾太阳利水用五苓者,以太阳职司寒水,故急加桂以温之,是暖肾以行水也;阳明、少阴之用猪苓,以二经两关津液,特用阿胶、滑石以润之,是滋养无形,以行有形也。妙义不穷①。利水虽同,寒温迥别,惟明者知之。

---

① 妙义不穷:大成书局本作"妙义环生"。

白虎汤《伤寒》

（柯韵伯）

治阳明症,汗出,渴欲饮水,脉洪大浮滑,不恶寒,反恶热。

石膏一斤,碎,绵裹　知母六两　甘草二两,炙　粳米六合

上四①味,以水一斗,煮米熟,汤成,去滓,温服一升,日三服②。

柯韵伯曰:邪入阳明,故反恶热;热越,故汗出;因邪热铄其精液③,故渴欲饮水;邪盛而实,故脉洪大;半犹在经,故兼浮滑。然火炎土燥,终非苦寒之味所能治。《经》曰:甘先入脾。又曰:以甘泻之。以是知甘寒之品,乃泻胃火、生津液

---

① 四:原作"五",校本同,据《伤寒论》改,以与前组成药味相合。

② 服:此字原无,据《伤寒论》及步月楼本、大成书局本补。

③ 铄(shuò 朔)其精液:消耗其津液也。铄,消铄,消耗。精液,津液也。

之上剂也。石膏甘寒，寒胜热，甘入脾，又质刚而主降，备中土生金之体，色白通肺，质重而含脂，具金能生水之用，故以为君；知母气寒主降，苦以泄肺火，辛以润肾燥，故为臣；甘草为中宫舟楫①，能土中泻火，寒药得之缓其寒，使沉降之性皆得留连于胃；粳米气味温和，禀容平之德，作甘稼穑②。得二味为佐，阴寒之物庶无伤损脾胃之虑也。煮汤入胃，输脾归肺，水精四布，大烦大渴可除矣。白虎为西方金神，取以名汤，秋金得令而炎暑自解矣。更加人参，以补中益气而生津，协和甘草、粳米之补，承制石膏、知母之寒，泻火而土不伤，乃操万全之术者。

----

① 中宫舟楫：中宫，此指脾胃。舟楫，旧喻宫廷宰辅大臣。此言甘草为脾胃之要药。

② 稼（jià）穑（sè齿）：泛指农作物。稼，播种；穑，收获。脾胃属土，土曰稼穑，故此喻粳米有补益脾胃之用。

白虎加人参汤

（赵以德）

治太阳中热，汗出，恶寒，身热而渴者，曰暍①是也。

知母六两　石膏一斤　甘草二两　粳米六合　人参三两

上五味，以水如前煮服法。

赵以德曰：汗出，恶寒，身热而不渴者，中风也；汗出，恶寒，而渴者，中暍也。其症相似，独以渴不渴为辨。然伤寒、中风，则皆有背微恶寒与时时恶风，而暍者，亦以白虎人参汤治之。盖为火酷②肺金，肺主气者也。肺伤则卫气虚，卫虚则表不足，由是汗出、身热、恶寒。《内经》曰：心移热于肺，传为膈消。消膈则渴，皆相火伤肺所致，可知其要在救肺也。石膏能治三焦火热，功多于清肺，退肺中之火，是用

---

① 暍(yē 椰)：病名。因暴受暑热所致，与中暑相似。

② 酷：大成书局本作"伤"。

为君。知母亦就肺中泻心火，滋水之源；
人参生津，益所伤之气，而为臣；粳米、甘
草补土以资金，为佐也。

大小二承气汤合论[①]

（柯韵伯　喻嘉言）

大承气汤[②]

治阳明病，潮热，手足濈然汗出，谵
语，汗出多，胃燥，独语如见鬼状，喘冒不
能卧，腹满痛，脉滑实。又目中不了了，睛
不和。又少阴病初得之，口燥咽干者；自
利清水，色纯青，心下痛，口燥舌干者；六
七日腹胀不大便者。

大黄四两,酒洗　厚朴半斤　枳实五枚,
炙　芒硝三钱

上四味，以水一斗，先煮二物，取五

①大小二承气汤合论:此标题原无,据目录及步
月楼本补。

②汤:此后原有"论二条"3小字,据本书体
例删。

升，纳大黄，煮取二升，去滓，纳芒硝，再上火微煮三沸，分温再服。得下，即停后服。

小承气汤

大黄四两　厚朴二两，炙，去皮　枳实三枚

上三味，以水四升，煮取一升二合，去滓，分温三服。初服汤当大便，不尔再服，以利为度，得便即止服。

柯韵伯曰：诸病皆因于气，秽物之不去，由于气之不顺也。故攻积之剂，必用气分之药，因以承气名汤。方分大小，有二义焉。厚朴倍大黄，是气药为君，名大承气；大黄倍厚朴，是气药为臣，名小承气。味多性猛，制大其服，欲令大泄下也，因名曰大；味寡性缓，制小其服，欲微和胃气也，因名曰小。且煎法更有妙义。大承气用水一斗，煮朴、枳取五升，去滓，纳大黄，再煮取二升，纳芒硝，何哉？盖生者气锐而先行，熟者气纯而和缓。仲景欲使芒硝先化燥屎，大黄继通地道①，而后枳、朴

————————
① 地道：此指肠道。

除其痞满。若小承气以三味同煎，不分次第。同一大黄，而煎法不同，此可见仲景微和之意也。

喻嘉言曰：《金匮》治痉，为病胸满，口噤，卧不着席，脚挛急，必齘齿，可与大承气汤，乃死里求生之法也。《灵枢》谓热而痉者死，腰折，瘛疭，齿齘也^①兹所云卧不着席，即腰折之变文；脚挛急，即瘛疭之变文；且齘齿加以胸满、口噤，上中下三焦热邪充斥，死不旋踵矣。在伤寒症，腹满可下，胸满则不可下。然投是汤者，须知所谓胸满，谓其邪尚在表，故不可下。眉批：存此条，为下能存阴之一证。此证入里之热，极深极重，匪可比伦，况阳热至极，阴血立至消亡，即小小下之，尚不足以胜其阳、救其阴，故取此汤以承领其一线之阴气，阴气不尽为阳热所劫，因而得生者多矣。妙谛。"可与"二字甚活，临症酌而用之，初非

① 也：此后大成书局本有"齘，音械，齿相切也。湿上上声（疑有误），风强病。瘛，音记，狂也，瘛狗。疭，音纵"24字小注，疑为后人所加。

定法也。既有下之重伤其阴之大戒，复有下之急救其阴之活法，学者欲为深造，端在此矣。仲景圣法昭然。

桃仁承气汤附:抵当汤并丸①

（柯韵伯）

治血结胸中，手不可近，或中焦蓄血，寒热，胸满，漱水不欲咽，善忘，昏迷，如狂者。此方治败血留经，通月事。

桃仁半两　大黄一两　硝三钱　桂三钱　甘草三钱

上每服一两，姜、水煎服。

抵当汤并丸

治伤寒蓄血，并治癥瘕，追虫、攻毒甚佳。

水蛭熬　虻虫去翅足,各三十枚　桃仁二十枚　大黄三两,酒洗

上四味，水五升，煮取三升，去滓，温

---

① 附抵当汤并丸:此6字原无,据下文标题及本书体例补。

古今名医方论

146

服一升。不下再服，即以四味捣粉为丸，分四丸，以水一升，煮一丸，取七合服之，晬时[1]当下血。若不下者，更服。

柯韵伯曰：膀胱为水府，血本无所容蓄者也。然太阳为诸阳主气，是气之最多者，而其经则又多血少气，则知太阳在表，阳分之气多；而在经，血分之气反少也。妙义谁能指出。少气者，膀胱之室热结硬满，法当小便不利；而反利者，是太阳上焦之气化行，而下焦血海之气化不行可知，必其随经之营血，因瘀热而结于里矣。此为小腹之里，而非膀胱之里，故小便虽利而硬满急结，蓄血仍瘀于小腹也。辨得清！热淫于内，神魂不安，故发狂。血瘀不行，则营不运，故脉微而沉；营不运则气不宣，故沉而结也。营气不周于身，则身黄。消谷善饥者，胃火炽盛也。大便反易者，血之濡也。色黑者，蓄血渗入也。善忘者，血不荣，智不明也。此皆瘀血之征兆，非至

卷三

147

---

① 晬（zuì 醉）时：指一昼夜。晬，一周也。

峻之剂，不足以抵其巢穴而当此重任，故立抵当汤。蛭，虫之善饮血者，而利于水；虻，虫之善吮血者，而猛于陆①。并举水陆之善取血者以攻之，同气相求，更佐桃仁之苦甘推陈致新，大黄苦寒荡涤邪热，此名抵当也。若热虽盛而未狂，小腹满而未硬，宜小其制，为丸以缓治之。若外症已解，小腹急结，其人如狂，是转属阳明，用调胃承气加桃仁、桂枝之行血者于其中，以微利之，胃和则愈矣。此桃仁承气，又为治之缓也。

小柴胡汤

（程郊倩）

治伤寒五六日，寒热往来，胸胁苦满，嘿嘿②不欲饮食，心烦，喜呕，耳聋，脉数。此是少阳经半表半里之症，宜此汤和解之。

---

① 陆：此后大成书局本有"吮，前上声。吴起为卒吮疽"10字小注，疑为后人所加。

② 嘿（mò 末）嘿：同"默默"，沉静不言貌。

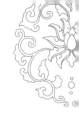

柴胡半斤　黄芩　人参　甘草各三两
半夏半升　生姜三两　大枣十二枚

上七味,以水一斗二升,煮取六升,去
滓,再煎取三升,温服一升,日三服。若胸
中烦而不呕,去半夏、人参,加栝蒌实一
枚。若渴者,去半夏,加人参,合前成四两
半,加栝蒌根四两。若腹中痛,去黄芩,加
芍药三两。若胁下痞硬,去大枣,加牡蛎
四两。心下悸,小便不利者,去黄芩,加茯
苓四两。不渴,外有微热者,去人参,加桂
枝三两,温覆取微汗。咳者,去人参、大
枣、生姜,加五味子半升,干姜二两。

程郊倩曰:方以小柴胡名者,配乎少
阳而取义。至于制方之旨及加减法,则所
云上焦得通,津液得下,胃气因和,尽之
矣。何则? 少阳脉循胁肋,在腹阳背阴两
岐间,在表之邪欲入里,为里气所拒,故寒
往而热来;表里相拒,而留于岐分,故胸胁
苦满;神识以拒而昏困,故嘿嘿;木受邪则
妨土,故不欲食;胆为阳木而居清道,为邪

所郁,火无从泄,逼炎心分,故心烦;清气郁而为浊,则成痰滞,故喜呕;呕则木火两舒,故喜之也。此则少阳定有之症。其余或之云者,以少阳在人身为游部,凡表里经络之罅①,皆能随其虚而见之,不定之邪也。据症皆是太阳经中所有者,特以五六日上见,故属之少阳半表半里。兼而有之,方是小柴胡症。方中柴胡以疏木,使半表之邪得从外宣;黄芩清火,使半里之邪得从内彻;半夏能开结痰,豁浊气以还清;人参能补久虚,滋肺金以融木;甘草和之,而更加姜、枣助少阳生发之气,使邪无内向也。至若烦而不呕者,火成燥实而逼胸,故去人参、半夏,加栝蒌实。渴者,燥已耗液而逼肺,故去半夏,加栝蒌根。腹中痛,木气散入土中,胃阳受困,故去黄芩以安土,加芍药以戢②木。胁下痞硬者,邪既留则木气实,故去大枣之甘而缓,加

---

① 罅(xià下):原指瓦器的裂缝。引申为凡物的缝隙。

② 戢(jí集):收敛。

牡蛎之咸而耎①也。心下悸，小便不利者，土被侵则木气逆，故去黄芩之苦而伐，加茯苓之淡而渗也。不渴、身有微热者，半表之寒尚滞于肌，故去人参，加桂枝以解之。咳者，半表之寒凑于肺，故去参、枣，加五味子，易生姜为干姜以温之，虽肺寒不减黄芩，恐木寡于畏也。总之，邪在少阳，是表寒里热两郁不得升之故，小柴胡之治，所谓升降浮沉则顺之也。

大柴胡汤

柴胡半斤　半夏半斤　黄芩三两　芍药三两　枳实四枚　生姜五两　大枣十二枚

上七味，以水一斗二升，煮取六升，去滓再煎，温服一升，日三服。

柯韵伯曰：此热结在气分，不属有形，故十余日复能往来寒热也。若热结在胃，

① 耎（ruǎn）：同"软"。

则蒸蒸发热，不复知有寒矣。往来寒热，故倍生姜佐柴胡以解表；结热在里，故去参、甘之温补，加枳、芍以破结。按大柴胡是半表半里气分之下药，并不言及大便硬与不大便；其心下急，心下痞硬，是病在胃口，而不在胃中；结热在里，不是结热在胃，且下利则地道已通，仲景不用大黄之意晓然。若以"下之"二字妄加大黄，不亦谬乎？大、小柴胡，俱是两解表里之剂，大柴胡主下，小柴胡主和。和无定体，故小柴胡除柴胡、甘草外，皆可进退；下有定局，故大柴胡无加减法也。

柴胡桂枝汤

（柯韵伯）

伤寒六七日，发热，微恶寒，肢节烦疼，微呕，心下支结。此太阳、少阳并病也，柴胡桂枝各半汤主之。

柴胡四两　黄芩　人参　生姜　芍药
桂枝各一两半　甘草一两　半夏二合半　大枣

上九味,水煎服。

柯韵伯曰:柴、桂二汤,皆是调和之剂。桂枝汤重解表,而微兼清里;柴胡汤重调里,而微兼散表。桂枝本为太阳表邪设,又可用以调诸经之表;小柴胡为少阳半表立法,亦可用以调三阳之半表。仲景书中,最重此二方,故于六经病外,独桂枝证、柴胡证之称,见二方之任重,不拘于经也。眉批:善读古人书者,其落眼自别。如阳浮阴弱条,是仲景自为桂枝证之注释;血弱气虚条,亦仲景自为柴胡证之注释。桂枝有坏病,柴胡亦有坏病;桂枝有疑似证,柴胡亦有疑似证。病如桂枝证而实非,若脚挛急与胸中痞硬者是已;病如柴胡证而实非,如本渴而饮水呕,食谷哕,与但欲呕,胸中痛,微溏者是已。此条为伤寒六七日,正寒热当退之时,反见发热恶寒诸表证,更兼心下支结诸里证,表里不解,法当表里双解之。然恶寒微,则发热亦微,可知支节烦疼,则一身骨节不疼;可知微呕,心下亦微结,故谓之支结。表证虽不去而已轻,里证虽已见而未甚,故取桂枝之半以散太阳未尽之邪,取柴胡之半以解少阳微结之证。口不渴,身有微热者,当去人参;以六七日来,邪虽不解,而正气已虚,故仍用人参以和之也。外证虽在,而病机已见于里,故方以柴胡冠桂枝之前,为双解两阳之轻剂。

桂枝加芍药、加大黄二汤合论①

（柯韵伯）

本太阳病,医反下之,因尔腹满时痛者,属太阴也,桂枝加芍药汤主之;大实痛者,桂枝加大黄汤主之。

桂枝　芍药　甘草　生姜　大枣

即桂枝汤倍芍药三两;大实痛者,即原方加大黄二两。煎法如前。

柯韵伯曰:腹满为太阴、阳明俱有之

---

① 合论:此 2 字原无,据目录补。

证,然位同而职异。太阴主出,太阴病则腐秽之出不利,故满而时痛;阳明主纳,阳明病则腐秽燥而不行,故大实而痛。大实痛,是阳明病,不是太阴病。_{眉批:二条向来蒙蒙,得韵伯此论,如白日丽空矣。}仲景因表症未解,阳邪已陷入于太阴,故倍芍药以益脾而除满痛,此用阴和阳法也。若表邪未解,而阳邪陷入于阳明,则加大黄以润胃,而除其大实痛,此双解①表里法也。凡妄下必伤胃气,胃气虚则阳邪袭阴,故转属太阴;胃液涸则两阳相搏,故转属阳明。_{精切之议。}属太阴则腹满时痛而不实,阴道虚也;属阳明则腹大实而痛,阳道实也。_{眉批:阳明、太阴之辩井然。}满而时痛,是下利之兆;大实而痛,是燥屎之征。故加芍药小变建中之剂,加大黄微示调胃之方。

---

① 解:原作"肝",据步月楼本及大成书局本改。

麻黄附子细辛汤

（柯韵伯）

治少阴病始得之，发热，脉沉，无里证者。

麻黄一两　附子一枚,炮　细辛二两

上三味，以水一斗，先煮麻黄，减二升，去沫，纳药，取三升，去滓，温服一升，日三服。热微者，以甘草易细辛，微发汗。

柯韵伯曰：少阴主里，应无表证；病发于阴，应有内热。今始受寒邪，即便发热，而里无热，似乎太阳，而属之少阴者，以头不痛而但欲寐也。盖少阴为太阳之雌，大言阴与阳，小言夫与妇，两相须也。眉批:论之明断,较若观火。太阳阳虚，则不能主外，内伤真阴之气，便露出少阴之底板；少阴阴虚，则不能主内，外伤太阳之气，便假借太阳之面目。此阴阳表里雌雄相输应之机耳。阴阳疑似之际，症难辨而脉可凭。炒指。《内经》曰：逆冬气则少阴不藏，肾气独

沉。故身虽热而脉则沉也。所以太阳病
而脉反沉,便用四逆以急救其里,此少阴
病而表反热,便于表剂中加附子以豫固其
里。何以故? 肾家坎象,二阴^①不藏,则
一阳无蔽,阴邪始得以内侵,孤阳因之以
外越耳! 夫发热、无汗,太阳之表不得不
开;沉为在里,少阴之枢又不得不固。_眉
_{批:且开且固,本方妙义如此。}设用麻黄开腠理,细
辛散浮热,而无附子以固元阳,则少阴之
津液越出,太阳之微阳外亡,去生便远。
惟附子与麻黄并用,则寒邪散而阳不亡,
精自藏而阴不伤。此里病及表,脉沉而当
发汗者,与病在表,脉浮而发汗者迳庭也。
若表微热,则受寒亦轻,故以甘草易细辛,
而微发其汗。甘以缓之,与辛以散之者,
又少间矣。

---

① 二阴:指少阴而言。按六经阴阳之数,太阳为
三阳,阳明为二阳,少阳为一阳;太阴为三阴,少阴
为二阴,厥阴为一阴。

干姜附子、茯苓四逆二汤合论①

（柯韵伯）

干姜附子汤②

下后复发汗，昼日烦躁不得眠，夜而安静，不呕，不渴，无表证，脉沉微，少阴。身无大热者，干姜附子汤主之。

干姜一两　附子一枚，去皮，破八片，生用

上二味，以水三升，顿服。

茯苓四逆汤③

发汗，若下之，病仍不解，烦躁者，少阴。茯苓四逆汤主之。

茯苓六两　人参一两　甘草二两，炙　干姜一两半　附子一枚，去皮，生用

① 二汤合论："二汤"原作"二方"，无"合论"2字，今据目录及本书体例补改。

② 干姜附子汤：此标题原无，据本书体例及下文内容补。

③ 茯苓四逆汤：此标题原无，据本书体例及下文内容补。

上五味,以水五升,煮三升,温服七合,日三服。

柯韵伯曰:二条皆太阳坏病转属少阴者也。凡太阳病而妄汗、妄下者,其变证,或仍在太阳,或转属阳明,或转系少阳,或系在太阴;若汗后复下,或下后复汗,误而又误,则转属少阴矣。少阴为太阳之里,是太阳之根蒂也。太阳以阳为主,若治不如法,阳盛则属阳明,阳衰则属少阳,阳虚则属太阴,此阳亡故转属少阴耳! <small>眉批:直抉所以然,谁能道一字?</small> 脉在少阴则沉微,邪入少阴则烦躁。烦躁虽六经俱有,而多见于太阳、少阴者,太阳为真阴之标,少阴为真阳之本也。未经汗、下而烦躁,属太阳,是烦为阳盛,躁为阴虚矣;汗下后而烦躁,属少阴,是烦为阳虚,躁为阴极矣。阴阳不相附,故烦躁。而烦躁之中,又当以汗下之先后、表证之解不解为之详辨,则阴阳之差多差少,不致混淆,而用方命剂,无纤毫之失也。夫先汗后下,于法为顺,而表仍不解，是妄下亡阴，阴阳俱虚而烦躁也，制①茯苓四逆固阴以收阳；先下后汗，于治为逆，而表证反解，内不呕渴，似乎阴阳自和，而实妄汗亡阳，所以虚阳扰于阳分，昼则烦躁不得安，阳虚不得入于阴，故脉沉微而夜静，是真阳将脱而烦躁也，用干姜附子固阳以配阴。眉批：方议妙极！同一烦躁，而用方不同如此。姜、附者，阳中阳也，生用则力更锐，不加甘草，则势更猛矣。是方比四逆为峻，回阳当急也。茯苓感太和之气化，不假根苗而成，能补先天无形之气，安虚阳外脱之烦，故以为君；人参能回元气于无何有之乡，通血脉于细微欲绝之际，故以为佐。是方以人参佐茯苓，补下焦之元气；以干姜配生附，回下焦之元阳；调以炙草之甘，比四逆为缓，固里宜缓也。一去甘草，一加参、苓，而缓急自别，用方之神乎！眉批：急缓二议，开后学心胸。

① 制：大成书局本作"用"。义同。

旋覆代赭石汤
（罗东逸）

治汗吐下解表后,心下痞硬,噫气不除。

旋覆花三两　代赭石一两　人参二两
甘草炙,三两　生姜五两　大枣十二枚　半夏半升

上七味,以水一斗[①],煎减半,去滓,再煎,取三升,温服,日三服。

罗东逸曰:仲景此方,治正虚不归元,而承领上下之圣方也。盖发汗吐下解表后,邪虽去,而胃气之亏损亦多,胃气既亏,三焦因之失职,阳无所归而不升,阴无所纳而不降,是以浊邪留滞,伏饮为逆,故心下痞硬,噫气不除。方中以人参、甘草养正补虚,姜、枣和脾养胃,所以安定中州者至矣。更以代赭石得土气之甘而沉者,使之敛浮镇逆,领人参以归气于下;旋覆

---

① 一斗:此2字原无,据《伤寒论》补。

之辛而润者,用之开肺涤饮,佐半夏以蠲痰饮于上。苟非二物承领上下,则何能使噫气①不除者消,心下硬自除乎? 观仲景治下焦水气上凌,振振欲擗地者,用真武汤镇之;利在下焦者,下元不守,用赤石脂禹余粮固之。此胃虚在中,气不及②下,复用此法领之,而胸中转否为泰。其为归元固下之法,各极其妙如此。

赤石脂禹余粮汤

（柯韵伯）

主治久利不止,大肠虚脱,服理中丸而利益甚者。

赤石脂　禹余粮各一斤,俱捣碎

上二味,以水六升,煮取二升,去渣,分温三服。

柯韵伯曰:甘、姜、参、术可以补中宫元气之虚,而不足以固下焦脂膏之脱。此

① 噫气:原作"气噫",据步月楼本及大成书局本乙正。

② 及:步月楼本及大成书局本作"得"。

利在下焦者,概不得以理中之剂收功矣。

眉批:议不可夺! 然大肠之不固,仍责在胃;关门之不闭,仍责在脾。特识! 土虚不能制水,仍当补土。今补土而土不受补者,非治法之谬也。当知禀甲乙①之气者,终不若禀戊己之化者,能培土制水之为得当也。石者,土之刚也。二石皆土之精气所结,石脂色赤入丙②,助火以生土;余粮色黄入戊③,实胃而涩肠。急以治下焦之标者,实以培中宫之本也。要知此证,土虚而火不虚,故不宜于姜、附。仲景曰:复利不止者,当利其小便。可知与桃花汤别成一局矣。

① 甲乙:天干之名。按十天干配属五行为:甲乙属木,丙丁属火,戊己属土,庚辛属金,壬癸属水。

② 丙:借指小肠。按丙丁皆属火,而丙为阳火,故借指小肠;丁为阴火,故借指心。

③ 戊:借指胃。按戊己皆属土,而戊为阳土,故借指胃;己为阴土,故借指脾。

真武汤 ①

（赵羽皇　柯韵伯　喻嘉言）

治少阴水气为患，腹痛下利，四肢沉重疼痛，小便不利。其人或咳，或呕，或小便利，而下利者，用此加减。

白术二两　茯苓　白芍各三两　大附子一枚，炮　生姜三两

上五味，以水八升，煮取三升，去滓。温服七合，日三服。

赵羽皇曰：人之一身，阴阳是也。上焦属阳而主心肺，下焦属阴而主肝肾。肝藏阴血，肾兼水火。真武一方，为北方行水而设，用三白②者，以其燥能制水，淡能伐肾邪而利水，酸能泄肝木以疏水故也。附子辛温大热，必用为佐者何居？盖水之所制者脾，水之所行者肾也。肾为胃关，

---

① 汤：此后原有"论三条"3 字，今据本书体例删。

② 三白：即上方组成中之白术、白茯苓、白芍三药。

聚水而从其类。倘肾中无阳,则脾之枢机虽运,而肾之关门不开,水虽欲行,孰为之主?故脾家得附子,则火能生土,而水有所归矣;肾中得附子,则坎阳鼓动,而水有所摄矣。更得芍药之酸,以收肝而敛阴气,阴平阳秘矣。若生姜者,并用以散四肢之水气而和胃也。盖五苓散行有余之水,真武行不足之水,两者天渊。总之,脾肾双虚,阴水无制而泛溢妄行者,非大补坎中之阳、大健中宫之气,即日用车前、木通以利之,岂能效也?此等正治,法不可易。

柯韵伯曰:坎宫火用不宣,故肾家水体失职,是下焦虚、有寒不能制水故也。片言析要。法当壮元阳以消阴翳,逐留垢以清水源,因立此汤。方后立加减法,是真武加减症,不是主症,虽皆水气为患,而不属少阴。其云若咳者,是水气射肺所致。加五味子之酸温,佐芍药以收肾中水气;细辛之辛温,佐生姜以散肺中水气。小便自利而下利,是胃中无阳,则腹痛不属相火,四肢困于脾湿,故去芍药之酸寒,加干姜之辛热,即茯苓之甘平者亦去之,此为温中之剂,而非利水之剂矣。若呕者,是水气在中,故中焦不治,四肢不利,病不涉少阴,由于太阴湿化不宣也,不须附子之温肾,倍加生姜以散邪,此为和中之剂,而非下焦之剂矣。附子、芍药、茯苓、白术四味,皆真武所重,若去一味,便不是真武。仲景论证治,多触类旁通,并不画地为界。

喻嘉言曰:亡阳而用真武以救之者,盖真武北方司水之神。方中四味,是行水收阴、崇土回阳之剂,故能收拾分驰离绝之阴阳,互镇于北方少阴之位也。盖人身阳根于阴,真阳飞越,亟须镇摄归根耳。

黄连阿胶汤

（柯韵伯）

治少阴病得之二三日,心中烦,不得卧。

黄连_{四两}　黄芩_{一两}　芍药_{二两}　鸡子

黄二枚　阿胶三两

上五味，以水五升，先煮三药，取二升，去滓，纳胶溶，小冷，纳鸡子黄，搅令相得，温服七合，日三服。

柯韵伯曰：此少阴之泻心汤也。凡泻心必藉连、芩，而导引有阴阳之别。病在三阳，胃中不和而心下痞硬者，虚则加参、甘补之，实则加大黄下之。病在少阴，而心中烦，不得卧者，既不得用参、甘以助阳，亦不得用大黄以伤胃矣。用连、芩以直折心火，佐芍药以收敛神明，所以扶阴而抑阳也。然以但欲寐之病情，而至不得卧，以微细之病脉，而反见心烦，非得气血之属以交合心肾，甘平之品以滋阴和阳①，不能使水升而火降。若苦从火化，而阴火不归其部，手少阴之热不除。鸡子黄禀离宫之火色，入通于心，可以补心中之血，用生者搅和，取润下之义也。驴皮

---

① 阳：原作"惕"，繁体字形近致误，据步月楼本及大成书局本改。

禀北方之水色，入通于肾，可以补坎宫之精；济水①内合于心，而性急趋下，与之相溶而成胶，是降火归原之妙剂也。《经》曰：火位之下，阴精承之。阴平阳秘，精神乃治。斯方之谓欤！

当归四逆汤

（柯韵伯　程郊倩）

手足厥冷，脉细欲绝者主之。若其人内有久寒，加吴萸、生姜。

当归　桂枝　芍药各三两　细辛　甘草　通草各二两　大枣二十五枚

上七味，以水八升，煮取三升，去滓②，温服一升，日三服。

柯韵伯曰：此厥阴初伤于寒，发散表

---

① 济水：古为十二经水之一。《灵枢·经水》云："经脉十二者，外合于十二经水，而内属于五脏六腑。……手少阴外合于济水，内属于心。"此言阿胶乃驴皮与济水相熬而成，故可以通心肾。

② 煮取三升，去滓：此6字原脱，校本同，义不相接，据《伤寒论》补。

寒之剂。凡厥阴伤寒，则脉微而厥。以厥
阴为两阴之交尽，又名阴之绝阳。伤于
寒，则阴阳之气不相顺接，便为厥。厥者，
手足逆冷是也。然相火寄于厥阴之脏，经
虽寒而脏不寒，故先厥者后必发热。扶出。
所以伤寒初起，见其手足厥冷，脉细欲绝
者，不得遽认为虚寒而用姜、附耳。此方
取桂枝汤君以当归者，厥阴主肝为血室
也；倍加大枣者，肝苦急，甘以缓之，即小
建中加饴法；肝欲散，急食辛以散之，细辛
甚辛，通三阴气血，外达于毫端，力比麻
黄，用以代生姜，不欲其横散也，与麻黄汤
不用同义；通草能通关节，用以开厥阴之
阖。当归得芍药生血于中，大枣同甘草益
气于里，桂枝得细辛而气血流经。缓中以
调肝，则营气得至太阴，而脉自不绝；温表
以逐邪，则卫气得行四末，而手足自温。
不须参、芩之补，不用姜、附之峻，此厥阴
四逆，与太、少不同治，仍不失辛甘发散之
理，斯为厥阴伤寒表剂欤！若其人内有久

卷三

169

寒,非发散之品所能兼治。茱萸辛热猛于细辛,能直通厥阴之脏,仍加生姜之横散淫气于筋,筋脉不沮弛①,则气血如故,是又救厥阴内外两伤于寒之法也。

程郊倩曰:少阴所主者气,厥则为寒,当纳气归肾;厥阴所主者血,厥则为虚,当温经复营。此大法也。

吴茱萸汤

(罗东逸　王又原)

治厥阴病干呕,吐涎沫,头痛者;少阴症吐利,手足厥冷,烦躁欲死者;阳明食谷欲呕者。

吴茱萸一升　人参三两　生姜六两　大枣十二枚

上四味,以水七升,煮取二升,温服七合,日三服。

罗东逸曰:仲景救阳诸法,于少阴四逆汤必用姜、附;通脉四逆汤加干姜分两,

---

① 沮(jǔ 咀)驰(chí 迟):沮,败坏;弛,松懈。

其附子生用;附子汤又加生附至二枚。所以然者,或壮微阳使外达,或招飞阳使内返,或如断鳌立极①,以镇元阳之根柢,此在少阴真阳命蒂,故以回阳为亟②也。至其治厥阴,则易以吴茱萸,而并去前汤诸药,独用人参、姜、枣有故。盖人身厥阴肝木,虽为两阴交尽,而九地③一阳之真气,实起其中,此谓生阳。此之真气大虚,则三阴浊气直逼中上,不惟本经诸症悉具,将阳明之健运失职,以至少阴之真阳浮露,且吐利厥逆,烦躁欲死,食谷欲呕,种种丛生矣。吴茱萸得东方震气,辛苦大热,能达木郁,又臊气入肝,为能直入厥阴,招其垂绝不升之生阳以达上焦,故必

①断鳌立极:古代神话,出自《淮南子·天文训》。言地之四方有撑天大柱,谓之四极。一次共工与颛顼斗争,头触不周山,柱折天倾。女娲则炼五色石以补苍天,断鳌足以立四极。

②亟(jí):急,迫切。

③九地:此指九脏。即五脏及胆、胃、大小肠四腑,合而为九也。

用以为君;而又虑无真元气以为之合,则一阳不徒升也,于是去药之燥渗酸泻与偏阳亢气者,择人参之清和而大任之,以固元和阳为之辅,取姜、枣和胃而行四末。眉批:独用人参,当着眼。斯则震、坤合德,木、火、土同气以成一阳之妙用,而足三阴之间皆成生生之气矣,诸症有不退者乎? 盖仲景之法,于少阴重固元阳,于厥阴则重护生气,学者当深思而得之矣。

王又原曰:少阴、厥阴,俱有躁烦。少阴之躁在水,由龙火①不归,故姜、附得而阳回;厥阴之躁在木,惟雷火②上逆,若用姜、附,是益其震烈耳! 故厥阴躁烦多死证,非少阴比也。眉批:两处烦躁,入并为一,从未③拈出。

---

① 龙火:肾中之火也,乃为真阳。龙生于水,肾主水,故言。

② 雷火:肝胆之火也,乃亢盛之邪火。雷震于天,火焚于木,肝胆属木,故言。

③ 未:原作“木”,校本同,形近致误,据文义改。

白头翁汤

（柯韵伯）

治厥阴热利,下重,脉沉弦,渴欲饮水者。

白头翁三两　黄连　黄柏　秦皮各二两

上四味,水煎服。

柯韵伯曰:三阴俱有下利证。自利不渴者属太阴,是脏有寒也;自利渴者属少阴,以下焦虚寒,津液不升,故引水自救也;惟厥阴下利属于热,以厥阴主肝而司相火,肝旺① 则气上撞心,火郁则热利下重,湿热秽气奔逼广肠,魄门重滞而难出,《内经》云暴注下迫者是矣。脉沉为在里,弦为肝脉,是木郁之征也;渴欲饮水,厥阴病则消渴也。白头翁临风偏静,长于驱风,用为君者,以厥阴风木,风动则木摇而火旺,欲平走窍之火,必宁摇动之风;秦

---

① 旺:原作"王",乃"旺"之古字,有旺盛之义,今以"旺"字律之。后同。

皮木小岑①高,得清阳上升之象为臣,是木郁达之,所以遂其发陈之性也;黄连泻君火,可除上焦之渴,是苦以发之;黄柏泻相火,可止下焦之利,是苦以坚之也。治厥阴热利有二:初利用此方以升阳散火,是谓下者举之,寒因热用法;久利则用乌梅丸之酸以收火,佐以苦寒,杂以温补,是谓逆之从之,随所利而行之,调其气使之平也。

四逆、通脉四逆汤合论②

(王又原)

四逆汤③

治脉沉、厥逆等证。

甘草二两,炙　干姜一两　附子一枚,生

---

① 岑(cén):原指小而高的山。引申为尖细。

② 四逆、通脉四逆汤合论:此标题原无,据目录及本书体例补。

③ 汤:此后原有“合论一条”4字,今据本书体例删。

上三味，以水三升，煮取一升二合，温服。

通脉四逆汤

治少阴下利清谷，里寒外热，手足厥逆，脉微欲绝，身反不恶寒，其人面赤色，或腹痛，或干呕，或咽痛，或利止脉不出者。厥阴下利清谷，里寒外热，汗出而厥者，亦主之。

干姜三两，强人可四两　甘草三两，炙　附子一枚，生

上三味，以水三升，煮取一升二合，温服。

加减法：面赤色者，加葱九茎；腹中痛者，去葱，加芍药二两；呕者，加生姜二两；咽痛者，去芍药，加桔梗一两；利止脉不出者，去桔梗，加人参一两。

王又原曰：仲景真武汤一方，于水中补火；四逆与通脉四逆二方，是于水中温土。二方用药无异，分两不同，主治又别。所以然者，前方脉沉为阳气不鼓，四逆为

阳微不周,然真阳未尽亡也。君以炙草之甘温,温养微阳;臣以干姜、附子之辛温,通关节走四肢。此因内阳微而外寒甚,故制为阳气外达之剂。后方里寒外热,浑是肾中阴寒逼阳于外,故君以干姜树帜中官,臣以国老①主持中外,更以附子大壮元阳,共招外热返之于内。盖此时生气已离,存亡俄顷,若以柔缓之甘草为君,何能疾呼外阳? 故易以干姜,然必加甘草与干姜等分者,恐丧亡之余,姜、附之猛不能安养夫元气,所谓有制之师也。阳微于里,主以四逆;阳格于外,主以通脉;若②内外俱寒,则又为附子汤证,而非二方所主矣。其加减法内,面色赤者加葱,后人遂以葱白为通脉四逆,不知阳亡于外,更用葱以助其散,则气从汗出,而阳无由内返也,岂不误耶? 盖白通立名,因下利脉微,用葱白以通上下之阳;此里寒外热,用通脉以

---

① 国老:甘草之别名。

② 若:此前原有"脉"字,与后文义不相协,乃涉上"脉"字误衍,校本同,据文义改。

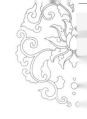

通内外之阳，故主方不用葱也。宜详
辨之。

麻黄杏仁甘草石膏汤

（柯韵伯　程扶生）

温热内发，表里俱热，头痛，身疼，不
恶寒反恶热，无汗而喘，大烦，大渴，脉阴
阳俱浮者，用此发汗而清火。若脉浮弱、
沉紧、沉细，恶寒，恶风，汗出而不渴者，
禁用。

麻黄四两　杏仁五十枚　甘草炙，二两
石膏半斤

上四味，煎服同麻黄汤法。

柯韵伯曰：石膏为清火之重剂，青龙、
白虎皆赖以建功。然用之不当，适足以召
祸，故青龙以恶寒、脉紧，用姜、桂以扶卫
外之阳；白虎以汗后烦渴，用粳米以存胃
脘之阳也。此但热无寒，佐以姜、桂，则脉
流急疾，斑黄、狂乱作矣；加以粳米则食入
于阴，长气于阳，谵语、腹胀、蒸蒸发热矣。

亢则害者承乃制,重在存阴者,不必虑其
亡阳也。故于麻黄汤去桂枝之辛热,取麻
黄之开,杏仁之降,甘草之和,倍石膏之大
寒,除内蓄之实热,斯溱溱汗出,而内外之
烦热悉除矣。

程扶生曰:此治寒深入肺,发为喘热
也。汗既出矣,而喘是寒邪未尽;若身无
大热,则是热壅于肺。故以麻黄散邪,石
膏除热,杏仁利肺,于青龙汤内减麻黄,去
姜、桂,稳为发散除热清肺之剂也。石膏
去热清肺,故肺热亦可用。

附子汤

(柯韵伯)

治少阴病,身痛,手足寒,骨节痛,口
中和,恶寒,脉沉者。

附子二枚,生　人参二两　白术四两　茯
苓三两　芍药三两

上五味,以水八升,煮取三升,去滓,
分温服一升,日三服。

柯韵伯曰：此仲景温补之第一方，乃正治伤寒之法，为少阴固本御邪之剂也。夫伤则宜补，寒则宜温，而近世治伤寒[1]者，皆以寒凉克伐相授受，竟亡"伤寒"二字之名实矣。少阴为阴中之阴，又为寒水之脏，故伤寒之重者多入少阴，所以少阴一经最多死证。世人每不识。方中用生附二枚者，取其力之锐，且以重其任也。益少火之阳，鼓肾间之动气，以御外侵之阴翳，则守邪之神[2]有权，而呼吸之门[3]有锁矣，身痛自除，手足自温。以人参为佐者，所以固生气之原[4]，令五脏六腑之有本，十

---

① 伤寒：原脱"寒"字，据步月楼本补。

② 守邪之神：出自《难经·八难》，指肾间动气。实即肾中阳气。

③ 呼吸之门：出自《难经·八难》，认为肾间动气（肾中阳气）乃呼吸之关键。今所谓"肺为气之主，肾为气之根"者以此。

④ 生气之原：指肾中阳气。《难经·八难》云："所谓生气之原者，谓十二经之根本也，谓肾间动气也。此五脏六腑之本，十二经脉之根，呼吸之门，三焦之原。一名守邪之神。"

二经脉之有根,脉自不沉矣。三阴以少阴为枢,设扶阳而不益阴,阴虚而阳无所附,非治法之尽善也。故用白术以培太阴之土,芍药以滋厥阴之木,茯苓以利少阴之水。方中大旨。水利则精自藏,而骨节自和矣;土安则水有所制,木调则水有所生,制生则化矣。扶阳以散寒,益阴以固本,此万全之术,其畏而不敢用,束手待毙者,曷可胜计耶?此与麻黄附子汤,皆是治少阴表证,而有出入之不同。《内经》曰:少阴①之阴,其入于经也,从阳部注于经;其出者,从阴内注于骨。发热脉沉,无里证者,从阳部注经也;身体骨节痛,手足寒,脉沉者,从阴内注于骨也。从阳注经,是表热里寒,病从外来,故温而兼散;从阴注骨,是表寒里虚,病从内出,故温而兼补。眉批:注经、注骨二义,从前未发,缘未读《内经》耳!又与真武汤似同而实异。倍术、附,去姜而用

---

① 少阴:原作"心阴",校本同,据《素问·皮部论》改。

参，全是温补以壮元阳；真武汤用生姜而无人参，尚是温散以逐水气。眉批：真武汤、附子汤异同，由此而晰。补、散之分岐，只在一味之转旋也，学者安得将仲景方草草看过！

参胡三白汤

（柯韵伯）

治汗下后，虚微少气，发热，口燥。去柴胡，名人参三白汤。

人参　柴胡　白术　白芍　白苓　姜　枣

柯韵伯曰：汗下后里气既虚，当求之于三阴；而表热复发，又当责之于三阳。三阳以少阳为枢，其方以小柴胡；三阴以少阴为枢，其方以真武。法当参合为治。正旨。然此热是少阳之虚，不得仍作火治，故于柴胡方中去黄芩；口燥而不呕，故去半夏；少气而反去甘草者，欲其下达少阴也。妙！于真武汤中不取附子，欲其上通少阳也。妙！所藉惟人参，故用为君；佐白术,以培太阴之母;白芍滋厥阴之血,茯苓清少阴之水,生姜助柴胡散表邪,大枣助人参补元气。信为大病后调理之圣剂,至当而可法者也。若营卫不和,则去柴胡,用桂枝;口渴心烦,加麦冬、五味,辅人参生津止渴;心下痞,用黄连、枳实泻心;不得卧,加竹茹泄太①阴热;如无表热,并去柴胡,名人参三白汤,纯乎调内矣。

① 太:原作"木",形近致误,据步月楼本及大成书局本改。

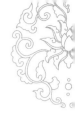

卷四

济生肾气丸

（张景岳）

　　治肾虚脾弱，腰重脚肿，小便不利，腹胀，喘急，痰盛，已成鼓症①，其效如神。

　　熟地黄四两　白茯苓三两　牡丹皮　干山药　泽泻　车前子　山茱萸　牛膝　肉桂各一两　附子五钱

　　上十味，蜜和丸。每服八十九，空心米饮下。

　　张景岳曰：水肿乃脾、肺、肾三脏之病。盖水为至阳，故其本在肾；水化于气，故其标在肺；水惟畏土，故其制在脾。肺虚则气不化精而化水，脾虚则土不制水而水泛，肾虚则水无所主而妄行，以致肌肉

_____

　　① 鼓症：即臌胀病。鼓，通"臌"。

浮肿,气息喘急。病标上及脾、肺,病本皆归于肾。盖肾为胃之关,关门①不利,故聚水而不能出也。膀胱之津由气化而出,气者阳也,阳旺则气化,而水即为精;阳衰则气不化,而精即为水。水不能化,因气之虚,岂非阴中无阳乎? 故治肿者,必先治水;治水者,必先治气。若气不能化,水道所以不通;先天元气亏于下,则后天胃气失其本,由脾及肺,治节不行,此下为胕肿腹大,上为喘呼不得卧,而标本俱病也。惟下焦之真气得行,始能传化;真水得位,始能分清。必峻补命门,使气复其元,则五脏皆安矣。故用地黄、山药、丹皮以养阴中之真水;山茱、桂、附以化阴中之阳;茯苓、泽泻、车前、牛膝以利阴中之滞。能使气化于精,即所以治肺也;补火生土,即所以治脾也;壮水利窍,即所以治肾也。补而不滞,利而不伐,治水诸方,更无有出其右者。然当因此扩充,随症加减。若其

---

① 门:原脱,校本同,据《景岳全书·肿胀》补。

人因大病之后,脾气大虚而病水胀者,服此虽无所碍,终不见效。余熟计之,元气大伤,而药兼渗利,未免减去补力,元气不复,病必不除。遂悉去利水之剂,专用参、术、桂、附,三大剂而足胫渐消,十余剂而腹胀退。此后凡治中年之后脾肾皆虚者,悉用此法。盖气虚者不可复行气,肾虚者不可复利水,温补即所以化气,塞因塞用之妙,顾在用之者何如耳!古法治肿不用补剂,而用去水等药,微则分利,甚则推逐。如五苓散、五淋散、五皮散、导水茯苓汤之类,皆所以利水也;如舟车、神祐丸、浚川散、禹功散、十枣汤之类,皆所以逐水也。但察其果系实邪,则此等治法仍不可废。然温补即所以化气,气化而愈者,出自天然;消伐所以逐邪,逐邪而顿愈者,由于勉强[1]。今工所用,悉皆此类,早服晚通,去水斗许,肿胀顿消,索谢而去,不顾

---

① 强:此后大成书局本有"名言不刊"4字小注,疑后人所加。

人之虚实,不虑人之生死,不数日而复胀,百无一生,可胜道哉!

八味地黄丸①

(赵养葵 喻嘉言 柯韵伯)

治命门火衰不能生土,以致脾胃虚寒,饮食少思,大便不实,或下元衰惫,脐腹疼痛,夜多旋②溺等症。

熟地黄八两,用真生怀庆,洗,浸一宿,柳木甑砂锅上蒸半日,晒干。如式九次为度。临用捣膏 干山药四两 山茱萸四两 牡丹皮 白茯苓 泽泻各三两 肉桂 附子各一两

上八味为末,炼蜜丸,如桐子大。酒下十五丸,日再服。

赵养葵曰:君子观象于坎,而知肾中

古今名医方论

---

① 丸:此后原有"论四条"3字,今据本书体例删。

② 旋:尿,小便。《左传·定公三年》:"夷射姑旋焉。"注:"小便。"

具水火之用。今人入房,而阳事①易举者,阴虚火动也;阳事先痿者,命门火衰也。真水竭则隆冬不寒,真火熄则盛夏不热。是方也,熟地、山药、泽泻、丹皮、茯苓、山萸皆濡润之品,所以能壮水之主;肉桂、附子辛润之物,能于水中补火,所以能益火之原。水火得其养,则肾气复矣。

喻嘉言曰:《金匮》用八味丸治脚气上入,少腹不仁者。脚气即阴气,少腹不仁,即攻心之渐,故用之以驱逐阴邪也。其虚劳腰痛,少腹拘急,小便不利,则因过劳其肾,阴气逆于少腹,阻遏膀胱之气化,小便不能通利,故用之以收肾气也。其短气有微饮者,饮亦阴类,阻其胸中之阳,自致短气,故用之引饮下出,以安胸中也。消渴病,饮水一斗,小便亦一斗,此肾气不能摄水,小便恣出,源泉有立竭之势,故急用以逆折其水也。夫肾水下趋之消,肾气

---

① 事:原作"气",校本同,义不相协,据下"阳事先痿"文例改。

不上升之渴，非用此以蛰护封藏，蒸动水气，舍此曷从治哉？妙理！后人谓八味丸为治消渴之圣药，得其旨矣。

柯韵伯曰：命门之火，乃水中之阳。夫水体本静，而川流不息者，气之动，火之用也，非指有形者言也。然火少则生气，火壮则食气，故火不可亢，亦不可衰。所云火生土者，即肾家之少火，游行其间，以息相吹耳。若命门火衰，少火几于熄矣。欲暖脾胃之阳，必先温命门之火。此肾气丸纳桂、附于滋阴剂中，是藏心^①于渊，美厥灵根^②也。命门有火，则肾有生气矣，故不曰温肾，而名"肾气"，斯知肾以气为主，肾得气而土自生也。且形不足者温之以气，则脾胃因虚寒而致病者固瘳，即虚火不归其部而失血亡阳者，亦纳气而归封蛰之本矣。崔氏加减八味丸，以五味之酸收，易附子之辛热，肾虚而不甚寒者宜之

---

① 心：校本同，据文义似当作"火"。

② 灵根：指肾而言，以肾藏精，为心神之根本也。

也。《千金方》于八味外，更加玄参之咸寒，以助熟地而滋肾，加芍药之酸寒，助丹皮以滋肝，总之为桂、附加琐耳！以之壮水则有余，以之益阳恐不足也。《济生方》加牛膝、车前以治水肿，倍茯苓以辅地黄、山药、茱萸，与泽、丹、车、牛等列随证加减，允为得法。益阴肾气丸，于六味外，加当归、五味、柴胡，以治目暗不见，化裁之妙矣。

六味地黄丸

（柯韵伯）

主治肾精不足，虚火炎上，腰膝痿软，骨热酸疼，足跟痛，小便淋秘或不禁，遗精梦泄，水泛为痰，自汗盗汗，亡血，消渴，头目眩运，耳聋，齿摇，尺脉虚大者。

熟地黄八两　山茱萸四两　白茯苓干山药各四两　牡丹皮三两　泽泻二两

上为末，炼蜜丸，如桐子大。空心淡盐汤下。

柯韵伯曰：肾虚不能藏精，坎宫之火无所附而妄行，下无以奉春生之令，上绝肺金之化源。原病准确。地黄禀甘寒之性，制熟味更厚，是精不足者补之以味也，用以大滋肾阴，填精补髓，壮水之主。以泽泻为使，世或恶其泻肾而去之，不知一阴一阳者天地之道，一开一阖者动静之机。精者属癸，阴水也，静而不走，为肾之体；溺者属壬，阳水也，动而不居，为肾之用。眉批：精识、精论！是以肾主五液，若阴水不守，则真水不足；阳水不流，则邪水逆行。妙言开发。故君地黄以护封蛰之本，即佐泽泻以疏水道之滞也。可破不用之谬。然肾虚不补其母，不导其上源，亦无以固封蛰之用。山药凉补，以培癸水之上源；茯苓淡渗，以导壬水之上源；加以茱萸之酸温，藉以收少阳之火，以滋厥阴之液；妙解！丹皮辛寒，以清少阴之火，还以奉少阳之气也。妙解！滋化源，奉生气，天癸居其所矣。壮水制火，特其一端耳！

天王补心丹

（柯韵伯）

主治心血不足，神志不宁，津液枯竭，健忘，怔忡，大便不利，口舌生疮等症。

人参　酸枣仁　当归　生地黄　柏子仁　麦冬　天冬　远志　五味子　白茯苓　丹参　玄参　桔梗

上为末，炼蜜丸，如椒目大。白汤下。

柯韵伯曰：心者主火，而所以主者神也。神衰则火为患，故补心者，必清其火而神始安。补心丹用生地黄为君者，取其下足少阴以滋水主，水盛可以伏火。此非补心之阳，补心之神耳[①]！凡果核之有仁，犹心之有神也，清气无如柏子仁，补血无如酸枣仁，其神存耳。参、苓之甘以补心气，五味之酸以收心气，二冬之寒以清气分之火，心气和而神自归矣。当归之甘

---

① 耳：此后大成书局本有"水主，肾也"4字小注，疑为后人所加。

以生心血，玄参之咸以补心血，丹参之寒以清血中之火，心血足而神自藏矣。更假桔梗为舟楫，远志为向导，和诸药入心而安神明。以此养生则寿，何有健忘、怔忡、津液干涸、舌上生疮、大便不利之虞哉？

朱砂安神丸东垣方

（叶仲坚）

治心神昏乱，惊悸，怔忡，寤寐不安。

朱砂另研　黄连各半两　生地黄三钱
当归　甘草各二钱

上为细末，酒泡，蒸饼丸，如麻子大，朱砂为衣。每服三十九，卧时津液下。

叶仲坚曰：《经》曰：神气舍心，精神毕具。又曰：心者，生之本，神之舍也。且心为君主之官，主不明则精气乱，神太劳则魂魄散，所以寤寐不安，淫邪发梦，轻则惊悸怔忡，重则痴妄癫狂耳！朱砂具光明之体，赤色通心，重能镇怯，寒能胜热，甘以生津，抑阴火之浮游，以养上焦之元气，为安神之第一品。心苦热,配黄连之苦寒,泻心热也;更佐甘草之甘以泻之。心主血,用当归之甘温,归心血也;更佐地黄之寒以补之。心血足,则肝得所藏而魂自安。心热解,则肺得其职而形自正也。

枳术丸_{东垣}

（李东垣）

治胃虚,湿热饮食壅滞,心下痞闷。

白术_{二两,土蒸}　枳实_{一两,麸炒}

上为细末,荷叶煨陈米饭为丸,如椒目大。白汤下。

东垣曰:白术苦甘温,其苦味除胃中之湿热,其甘温补脾家之元气。多于枳实一倍。枳实味苦温,泄心下痞闷,消胃中所伤。此药下胃,所伤不能即去,须一二时许食乃消化,先补虚而后化所伤,则不峻利矣。荷叶状如仰盂,于卦为震,正少阳肝胆之气,饮食入胃,营气上行,即此气也,取之以生胃气。更以煨饭和药,与术协力滋养谷气而补脾胃,其利大矣。若用食药下之,传变诸症,不可胜数。

按东垣此方,源出《金匮》。然一急一缓,一行一补,其用有不同者。

附录:《金匮》枳术汤

(赵以德)

治心下硬,大如盘,边如旋杯,水饮所作。

枳实七枚　白术二两

上二味,以水五升,煮取三升,分温三服。腹中软即散。

赵以德曰:心下,胃上脘也。胃气弱,则所饮之水不消,痞结而坚。必强其胃,消其痞。白术健脾强胃,枳实善消心下痞,逐停水,散滞血。

磁朱丸《千金方》

(王又原　柯韵伯)

治神水① 宽大渐散,昏如雾露中行,

---

① 神水:瞳神之水。指眼球内之房水。

渐睹空中有黑花,睹物成二体,及内障,神水淡绿色、淡白色。又治耳鸣及聋。

磁石二两,煅　　辰砂一两　神益生,三两,更以一两水和作饼,煮浮,搜入前药,炼蜜为丸

每服十丸,加至三十丸,空心米汤下。

王又原曰:《经》曰:五脏六腑之精,皆上注于目。则目之能视者气也,目之所以能视者精也。肾惟藏精,故神水发于肾;心为离照,故神光发于心。光发阳而外映,有阴精以为守,则不散而常明;水发阴而凝结,有阳气以为布,则洞悉而不穷。惟心、肾有亏,致神水干涸,神光短少,昏眊[①]、内障诸证所由作也。磁石直入肾经,收散失之神;性能引铁,吸肺金之气归藏肾水。朱砂体阳而性阴,能纳浮游之火而安神明。水能鉴,火能烛,水火相济,而光华不四射与? 然目受脏腑之精,精资于谷,神曲能消化五谷,则精易成矣。盖神水散大,缓则不收,赖镇坠之品疾收而吸

① 昏眊(mào 冒):目昏蒙不明貌。

卷四

195

引之，故为急救之剂也。其治耳鸣、耳聋等症，亦以镇坠之功，能制虚阳之上奔耳。

柯韵伯曰：此丸治癫痫之圣剂。盖狂痴是心、肾、脾三脏之病。心藏神，脾藏意与智，肾藏精与志。心者，神明之主也。主不明则十二官危，使道闭塞而不通，形乃大伤。即此谓也。然主何以不明也？心法离而属火，真水藏其中。若天一之真水不足，地二之虚火妄行，所谓天气者蔽塞，地气者冒明，日月不明，邪害空窍，故目多妄见，而作此奇疾也。非金石之重剂以镇之，狂必不止。朱砂禀南方之赤色，入通于心，能降无根之火而安神明。磁石禀北方之黑色，入通于肾，吸肺金之气以生精，坠炎上之火以定志。二石体重而主降，性寒而滋阴，志同道合，奏功可立俟矣。神曲推陈致新，上交心神，下达肾志，以生意智。且食入于阴，长气于阳，夺其食则已，此《内经》治狂法也，食消则意智明而精神治，是用神曲之旨乎？炼蜜和

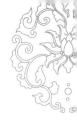

丸，又甘以缓之矣。

四神、二神、五味子散合论①

（程郊倩　李士材　柯韵伯）

四神丸

治脾肾双虚，子②后作泻，不思食，不化食。

肉果二两　破故纸四两,炒　五味子三两　吴茱萸五钱,盐汤泡过

上为末，红枣四十九枚，生姜四两（切），水煮枣熟，去姜，取枣肉捣和药，丸桐子大。空心盐汤下。

二神丸

去茱萸、五味。

---

① 四神、二神、五味子散合论：此标题原无，据目录及本书体例补。

② 子：十二地支之一。古人以地支计时，则子时相当于今之夜半 11 时至次日 1 时。

五味子散

去肉豆蔻、破故纸。

程郊倩曰：命门无火，不能为中宫腐熟水谷，藏寒在肾，谁复司其闭藏？故木气才萌，不疏泄而亦疏泄，虽是木邪干土，实肾之脾胃虚也。此际补脾不如补肾，补骨脂有温中暖下之能，五味子有酸收固涩之性，吴茱萸散邪补土，肉豆蔻涩滑益脾，暖肾而使气蒸，破滞而使气壮，补肾仍是补脾矣。

李士材曰：肾水受时于子，弱土不能禁制，故子后每泻也。

柯韵伯曰：泻利为腹疾，而腹为三阴之都会，一脏不调，便能泻利。不可不知。故三阴下利，仲景各为立方以主之，太阴有理中、四逆，厥阴有乌梅、白头翁，少阴有桃花、真武、猪苓、猪肤、四逆汤散、白通、通脉等剂，可谓曲尽病情，诸法备美。眉批：柯论更妙，不可废也。然只为一脏立法，若三脏相关，久留不痊，如子后作泻一症，犹未之及也。夫鸡鸣至平旦,天之阴,阴中之阳也。因阳气当至而不至,虚邪得以留而不去,故作泻于黎明。其由有四:一为脾虚不能制水,一为肾虚不能行水。故二神丸君补骨脂之辛燥者,入肾以制水;佐肉豆蔻之辛温者,入脾以暖土;丸以枣肉,又辛甘发散为阳也。一为命门火衰不能生土,一为少阳气虚无以发陈。故五味子散君五味子之酸温,以收坎宫耗散之火,少火生气以培土也;^{妙理!}佐吴茱萸之辛温,以顺肝木欲散之势,为水气开滋生之路,以奉春生也。^{妙议!}此四者,病因虽异,而见症则同,皆水亢为害。二神丸是承制之剂,五味散是化生之剂也。二方理不同而用则同,故可互用以助效,亦可合用以建功。合为四神丸,是制生之剂也。制生则化,久泄自瘳矣。称曰四神,比理中、八味二丸较速与!

滋肾丸

治肺痿声嘶,喉痹,咳血,烦躁。

黄柏二两,酒炒　知母二两,酒浸,炒　肉桂一钱

上为细末,熟水丸,桐子大。每服五十丸,空心下。

罗东逸曰:此丸为肾家水竭火炎而设。夫水竭则肾涸,肾涸则下泉不钟①,而阳盛于上,斯喉痹、痰结、烦躁之证作;火炎则金伤,金伤则泽爇②高原,无以蒸呴③布沤,斯声嘶、咳血、焦痿之证生。此时以六味补水,水不能遽生也;以生脉保金,金不免犹燥也。惟急用黄柏之苦以坚肾,则能杀龙家之沸火,是谓浚其源而安其流;继用知母之清以凉肺,则能全破伤

① 钟:汇聚。《国语·周语下》:"泽,水之钟也。"

② 爇(hàn 汉):干燥。《易·说卦》:"燥万物者,莫爇乎火。"

③ 呴(xū 虚):呴濡,有湿润之意。

古今名医方论

200

之燥金,是谓沛之雨而腾之露;然恐水火之不相入而相射也,故益以肉桂之反佐为用,兼以导龙归海,于是坎盈窞①而流渐长矣。此滋肾之旨也。

柯韵伯曰:水为肾之体,火为肾之用。人知肾中有水,始能制火,不知肾中有火,始能致水耳。特识无人拈出。盖天一生水,一者阳气也,即火也。气为水母,阳为阴根,必火有所归,斯水有所主,故反佐以桂之甘温,引知、柏入肾而奏其效。妙谛! 此相须之殷,亦承制之理也。

虎潜丸

(王又原　叶仲坚)

治肾阴不足,筋骨痿软,不能步履。

龟板　黄柏各四两　知母　熟地各二两牛膝三两五钱　芍药一两五钱　锁阳　虎骨　当归各一两　陈皮七钱五分

上为末,煮羯羊肉捣为丸,桐子大。

---

① 窞(dàn旦):深坑。《易·坎》:"入于坎窞。"

淡盐汤下。

王又原曰：肾为作强之官，有精血以为之强也。若肾虚精枯，而血必随之，精血交败，湿热风毒遂乘而袭焉。此不能步履、腰酸、筋缩之症作矣。且肾兼水火，火胜烁阴，湿热相搏，筋骨不用宜也。方用黄柏清阴中之火，燥骨间之湿，且苦能坚肾，为治痿要药，故以为君；虎骨去风毒，健筋骨，为臣；然高原之水不下，母虚而子亦虚，肝脏之血不归，子病而母愈病。妙旨独出。知母清肺原，归、芍养肝血，使归于肾；龟禀天地之阴独厚，茹①而不吐，使之坐镇北方；更以熟地、牛膝、锁阳、羊肉群队补水之品，使精血交补；若陈皮者，疏血行气，兹又有气化血行之妙②。其为筋骨壮盛，有力如虎也必矣。《道经》云：虎向水中生。以斯为潜之义焉，夫是以命之曰

---

① 茹：吃。《文选序》："冬穴夏巢之时，茹毛饮血之世。"

② 妙：此后大成书局本有"妙义环生，精当无匹"8字小注，疑为后人所加。

虎潜丸。

叶[1]仲坚曰:痿原虽分五脏,然其本在肾,其标在肺。原委明晰。《内经》云:五脏因肺热叶焦,发为痿躄。又曰:阳气内伐,水不胜火,则骨痿[2]髓虚,故足不任身。骨痿者,生于大热也。若视为虚寒,而投以桂、附,多致不救。是方以虎名者,虎于兽中禀金气之至刚,风生一啸,特为肺金取象焉;其潜之云者,金从水养,母隐子胎,故生金者必丽水,意在纳气归肾也。

卷四

203

眉批:虎潜之义,发明妙极!龟应北方之象,禀阴最厚,首常向腹,善通任脉,能大补真阴,深得夫潜之义者;黄柏味厚,为阴中之阴,专补肾、膀之阴不足,能使足膝中气力涌出。故痿家必用二者为君,一以固本,一以治标,恐奇之不去则偶之也。熟地填少阴之精,用以佐龟板;知母清太阴之气,用以佐黄柏;牛膝入肝舒筋,归、芍佐之,肝

————————

①叶:此前原有"虎潜丸 方见上篇"7字标题,与上文标题重,据步月楼本及大成书局本删。

②骨痿:校本同。《素问·痿论》作"骨枯"。

血有归；陈皮疏之，气血以流，骨正筋柔矣。又虑热则生风，逗留骨节，用虎骨所以驱之；纯阴无阳，不能发生，佐锁阳所以温之。羊肉为丸，补之以味；淡盐汤下，急于入肾。斯皆潜之为义。

越鞠丸

（季楚重）

治脏腑一切痰、食、气、血诸郁，为痛，为呕，为胀，为利者。

香附　苍术　抚芎　山栀仁　神曲

水发丸，每服百丸。

季楚重曰：《内经》论"木郁达之"五句，前圣治郁之法最详。所谓郁者，清气不升，浊气不降也。然清浊升降，皆出肺气，使太阴失治节之令，不惟生气不升，收气亦不降，上下不交而郁成矣。故《经》云：太阴不收，肺气焦满。又云：诸气膹郁，皆属于肺。然肺气之布，必由胃气之输；胃气之运，必本三焦之化。原本清出。甚至为痛,为呕,为胀,为利,莫非胃气不宣,三焦失职所致。方中君以香附快气,调肺之怫郁;臣以苍术开发,强胃而资生;神曲佐化水谷;栀子清郁导火,于以达肺、腾胃而清三焦;尤妙抚芎之辛,直入肝胆以助妙用,则少阳之生气上朝而营卫和,太阴之收气下肃而精气化。此丹溪因五郁之法而变通者也。然五郁之中,金、木尤甚,前人用逍遥散调肝之郁,兼清火滋阴,泻白散清肺之郁,兼润燥降逆,要以木郁上冲即为火,金郁敛涩即为燥也。妙谛。如阴虚不知滋水,气虚不知化液,是又不善用越鞠矣。

封髓丹

(赵羽皇)

治梦遗失精,及与鬼交①。

黄柏　砂仁　甘草

上蜜糊为丸,每服三钱。

---

① 鬼交:即梦交,指睡梦中出现的性交现象。

赵羽皇曰:《经》云:肾者主水,受五脏六腑之精而藏之。又曰:肾者主蛰,封藏之本,精之处也。盖肾为悭①脏,多虚少实。因肝木为子,偏喜疏泄母气,厥阴之火一动,精即随之外溢。况肝又藏魂,神魂不摄,宜其夜卧鬼交,精泄之症作矣。封髓丹为固精之要药,方用黄柏为君,以其味性苦寒,又能坚肾,肾职得坚,则阴水不虞其泛溢,寒能清肃,则龙火不至于奋扬,水火交摄,精有不安其位者乎? 正旨。佐以甘草,以甘能缓急,泻诸火与肝火之内烦,且能使水土合为一家,以妙封藏之固。深谛。若缩砂者,以其味辛性温,善能入肾,肾之所恶在燥,而润之者唯辛,缩砂通三焦、达津液,能纳五脏六腑之精而归于肾,肾家之气纳,肾中之髓自藏矣。此有取于封髓之意也。

---

① 悭(qiān 牵):吝啬,不足。

左金丸

（胡天锡）

治肝脏火实，左胁作痛。

黄连六两，炒　　吴茱萸一两，汤泡

上为末，作丸。

胡天锡曰：此泻肝火之正剂。肝之治有数种：水衰而木无以生，地黄丸，癸乙同源是也。土衰而木无以植，参苓甘草散，缓肝培土是也。本经血虚有火，用逍遥散清火。血虚无水，用归脾汤养阴。至于补火之法，亦下同乎肾。而泻火之治，则上类乎心。妙论！左金丸独用黄连为君，从实则泻子之法，以直折其上炎之势；吴茱萸从类相求，引热下行，并以辛温开其郁结，惩其捍格①，故以为佐。然必木气实而土不虚者，庶可相宜。左金者，木从左，而制从金也。

----

① 汉（hàn 汗）格：互相抵触，格格不入。

资生丸

（罗东逸）

治妇人妊娠三月，脾虚呕吐，或胎滑不固。兼丈夫调中养胃，饥能使饱，饱能使饥，神妙难述。

人参三两　云术三两　茯苓二两　山药二两　薏苡仁一两半　莲肉二两　芡实一两半　甘草一两，炙　陈皮二两　麦芽二两　神曲二两　白豆蔻八钱　桔梗一两　藿香一两　川黄连四钱　砂仁一两半　扁豆一两半　山楂一两半

上十八味①，为细末，炼蜜丸，弹子大。每服二丸，米饮下。

罗东逸曰：此方始于缪仲醇，以治妊娠脾虚及滑胎。盖胎资始于足少阴，资生于足阳明。故阳明为胎生之本，一有不足，则元气不足以养胎，又不足以自养。

古今名医方论

---

① 十八味：原作"十七味"，据步月楼本及大成书局本改，以与上文方药味数相合。

故当三月,正阳明养胎之候,而见呕逆,又其甚者,或三月,或五月而堕,此皆阳明气虚不能固耳。古方安胎类用芎、归,不知此正不免于滑。是方以参、术、苓、草、莲、芡、山药、扁豆、薏苡①之甘平,以补脾元;陈皮、曲、麦、砂、蔻、藿、桔之香辛,以调胃气;其有湿热,以黄连清之燥之。既无参苓白术散之滞,又无香砂枳术丸之燥,能补能运,臻于至和,于以固胎,永无滑堕。丈夫服之,调中养胃。名之资生,信不虚矣。

脾约丸

(成无己)

治肠胃燥热,大便秘结。

麻仁二升　杏仁一斤　枳实　厚朴芍药各八两　大黄一斤

上为末,蜜丸。白汤下。

---

① 薏苡:原作"苡意",据步月楼本、大成书局本及上文药物名称改。

成无己曰：约者，约结之约，又约束也。《经》曰：饮入于胃，游溢精气，上输于脾；脾气散精，上归于肺，通调水道，下输膀胱，水精四布，五经并行。今胃强脾弱，约束津液不得四布，但输膀胱，小便数而大便硬，故曰脾约。麻仁甘平而润，杏仁甘温而润。《经》曰：脾欲缓，急食甘以缓之。《本草》曰：润可去结。是以麻仁为君，杏仁为臣。枳实苦寒，厚朴苦温，破结者，必以苦，故以为佐。芍药酸寒，大黄苦寒，酸苦涌泄为阴，故以为使。丹溪曰：既云脾约，血枯火燔，金受邪而津竭，必窃脾之母气以自救，金衰则土受邪，脾失转输，肺失传化，理宜滋阴降火，金行清化，脾土健旺，津液既润，何秘之有？此方惟热甚而禀实者可用，热虽甚而虚者，愈致燥涸之苦矣。

更衣丸

（柯韵伯）

治津液不足，大便不通。

朱砂五钱,研如飞面　芦荟七钱,研细

滴好酒少许，和丸。每服一钱二分，好酒下。

柯韵伯曰：胃为后天之本，不及固病，太过亦病。然太过复有阳盛、阴虚之别焉。两阳合明而胃家实，仲景制三承气下之；水火不交而津液亡，前贤又制更衣丸以润之。古人入厕必更衣，故为此丸立名。用药之义，以重坠下达而奏功。朱砂色赤属火，体重象金，味甘归土，性寒类水，为丹祖汞母，能输坎以填离，生水以济火，是肾家之心药也。配以芦荟，黑色通肾，苦味入心，滋润之质可转濡胃燥，大寒之性能下开胃关，此阴中之阴，询为肾家主剂矣。合以为丸，有水火既济之理，水土合和之义。两者相须，得效甚宏，奏功甚捷,真匪夷所思者。

备急丸

（柯韵伯）

治寒气、冷食稽留胃中,心腹痛,大便不通者。

大黄　干姜各一两　巴豆一两,去皮心,熬,研如脂

先捣大黄、干姜为末,纳巴豆合捣千杵,和蜜丸如豆大。藏密器中勿泄气,候用。每服三四丸,暖水或酒下。《金匮》主中恶,心腹胀满,卒痛如锥刺,气急口禁,如卒死者。捧头起,灌令下咽,须臾当差;不差,更与三丸,当腹中鸣,即吐利,便差。若口禁者,亦须折齿灌之。

柯韵伯曰:大便不通,当分阳结、阴结。阳结有承气、更衣之剂,阴结又制备急之方。《金匮》用此治中恶,当知寒邪卒中者宜之,若用于温暑热邪,速其死矣。是方允为阴结者立,干姜散中焦寒邪,巴

豆逐肠胃冷积,大黄通地道,又能解巴豆毒,是有制之师也。乃仿仲景白散而加峻者欤！白散治寒结在胸,故用桔梗佐巴豆,为吐、下两解法;此寒结肠胃,故用大黄佐姜、巴,以直攻其寒。世徒知有温补法,而不知有温下之治,所以但讲虚寒,不议及寒实也。

当归龙荟丸

（柯韵伯）

治肝经实火,大便秘结,小便涩滞,或胸膈作痛,阴囊肿胀。凡属肝经实火,皆宜服之。

当归　龙胆草　黄连　黄芩　栀子仁各一两　大黄　芦荟　青黛各五钱　木香二钱五分　麝香五分,另研

上为末,炒神曲糊丸。每服二十丸,姜汤下。

柯韵伯曰:肝为相火,有泻无补。青黛禀东方之色,入通于肝,大寒之性,所以

泻其实火也。夫东实西虚[①]，必泻南补北[②]，而金气始行，故用栀子之赤色通心者，率胆草、芩、连以泻火，而除胸膈之痛；佐以芦荟之黑色通肾者，以补水而利小便，以除阴囊之肿。凡木气郁者必克土，此肝火亢则反能燥脾而实胃，故用神曲疏脾，大黄调胃，以通大便之秘结也。肝火旺则血虚，故君当归；气有余便是火，故佐二香。丹溪云宜降气，不宜降火，盖为虚火言。此火实克金，热伤元气，治节不行，允宜泻火，从芩、连之例矣。夫气药燥热，若不于大寒剂中用之，皆倒戈之辈，故必火降而气始降，亦必气降而火不复升，是知降气降火又两相须也。

---

　① 东实西虚：肝实肺虚也。东方属木，肝亦属木，故以东代肝；西方属金，肺亦属金，故以西代肺。

　② 泻南补北：泻心火、补肾水也。南方属火，心亦属火，故泻南者，泻心火也；北方属水，肾亦属水，故补北者，补肾水也。

四生丸

（柯韵伯）

治阳盛阴虚，血热妄行，或吐或衄者。

生地黄　生柏叶　生荷叶　生艾叶
等分

上四味，捣烂为丸，如鸡子大。每服
一丸，滚汤化服。

柯韵伯曰：心肾不交，则五脏齐损。
阴虚而阳无所附，则火炎上焦；阳盛则阳
络伤，故血上溢于口鼻也。凡草木之性，
生者凉，而熟之则温；熟者补，而生者泻。
精于本草之言。四味皆清寒之品，尽取其生者
而捣烂为丸，所以全其水气，不经火煮，更
以远于火令矣。生地多膏，清心肾而通血
脉之源；柏叶西指，清肺金而调营卫之气；
艾叶芳香，入脾胃而和生血之司；荷叶法
震，入肝家而和藏血之室。五脏安堵，则
水火不相射，阴平阳秘，而血归经矣。是
方也，可暂用以遏妄行之热血，如多用则

伤营，盖血得寒则瘀血不散，而新血不生也。设但知清火凉血，而不用归脾、养荣等剂以善其后，鲜有不绵连岁月而毙者。非立方之不善，妄用者之过耳！后学不可不知，非浪说垂戒也。

石斛夜光丸

（罗东逸）

治神水宽大渐散，昏如雾露，空中有黑花，及睹物成二，神水淡绿、淡白色者。

天门冬_焙 人参 茯苓_{各二两} 麦冬 熟地 生地_{各一两} 枸杞子 菟丝子 甘菊花 石斛 干山药 杏仁_{各七钱} 肉苁蓉 蒺藜 川芎 甘草_炙 黄连 防风 青葙子 枳壳 羚羊角_镑 乌犀_{镑，各五钱} 牛膝_{七钱五分} 草决明_{八钱}

上为细末，炼蜜丸，桐子大。每服三五十丸，温酒、盐汤下。

罗东逸曰：此方为阳衰阴弱，不能升精于目而设，故目科与《千金》磁朱丸并重，治证亦同。然磁朱为镇坠药，此为羡补药。《针经》曰：五脏六腑精气皆上于目，而为之精。故夫目之精明者，阴阳合传①而为精明者也。若肾肝虚，则阴弱不能敛精以升养神水于内，脾肺虚，则阳衰不能摄阴而浮散神光于外，以致神水宽大，睹物成二。此其治法，其营在肝，其主在肾，其合在脾，能合肾脾之阴而使肝达之，则必能归精于两眸，而继明如昼夜矣。是方先补肾、肝，以二冬、二地、菟丝、枸杞、五味、牛膝、苁蓉群队滋阴之品，以之强阴、填精、敛气、安神、养血，此壮水之主，亦所以生木也；复以人参、炙草、茯苓、山药培补中宫，使调合阴阳也；佐之以蒺藜、甘菊、川芎、枳壳、防风行肝达气；青葙、决明子解结散滞；黄连、乌犀、羚角清火泄热；然必取石斛之妙合脾肾者清而行之，要使升精归明之用，脏腑合德专精致一耳。其以为丸者，补上治下利以缓，利以久，不利以速也。

----

① 传："抟"之借字。抟，聚也。

礞石滚痰丸

（柯韵伯）

治实热老痰之峻剂，虚寒者不宜用。

黄芩　大黄酒蒸，各八两　沉香五钱，忌火　礞石一两，焰硝煅过，陈久者佳，新煅者有火毒不宜用

上四味为细末，水丸川椒大。量人大小用之。用温水一日送过咽，即便仰卧令药徐徐而下。半日不可饮食，勿起身行动、言语，待药气自胃口渐下二肠，然后动作、饮食。服后喉间稠粘壅塞不行者，乃药力相攻，故痰气泛上也。少顷药力到，自然宁贴。服之得法，效如响应。

柯韵伯曰：脾为生痰之原，肺为贮痰之器，此无稽之谈也。夫脾为胃行其津液，以灌四旁，而水精又上输于肺，焉得凝结而为痰？惟肾为胃关，关门不利，故水聚而泛为痰也，则当曰肾为生痰之原。《经》云：受谷者浊，受气者清。清阳走五

脏,浊阴归六腑。肺为手太阴,独受诸气之清,而不受有形之浊,则何可贮痰?惟胃为水谷之海,万物所归,稍失转味之职,则湿热凝结为痰,依附胃中而不降,当曰胃为贮痰之器。眉批:驳得是。此前人蒙蒙,后学不知而信之,不加察者也。斯义也,惟王隐君知之,故制老痰之方,不涉脾、肺,而责之胃、肾。特识。二黄、礞石禀中央之黄色,入通中宫者也,黄芩能清理胃中无形之气,大黄能涤荡胃中有形之质。然痰之为质,虽滑而粘,善栖泊于肠胃曲折之处而为巢穴,不肯顺流而下,仍得缘涯而升,故称老痰。二黄以滋润之品,只能直行而泄,欲使委曲而导之,非其所长也,故选金石以佐之;礞石之燥,可以除其湿之本,而其性之悍,可以迅扫其曲折依伏之处,使秽浊不得腻滞而少留,此滚痰之所由名乎?又虑夫关门不开,仍得为老痰之窠臼,沉香禀北方之色,能纳气归肾,又能疏通肠胃之滞,肾气流通则水垢不留,而痰不再作,且使礞石不粘着于肠,二黄不伤及于胃,一举而三善备,所以功效若神也。

指迷茯苓丸

治中焦停痰、伏饮。

半夏_{制,二两}　茯苓_{一两}　风化硝_{二钱半}
枳壳_{五钱}

上四味,姜汁糊为丸。

柯韵伯曰:痰饮之本,皆水也。水入于胃,游溢精气,上输于脾,此自阳入阴也;脾气散精,上归于肺,此地气上升也;通调水道,下输膀胱,是天气下降也;水精四布,五经并行,是水入于经,而血乃成也。若阴阳不和,清浊相干,胃气乱于中,脾气艰于升,肺气滞于降,而痰饮随作矣。痰与饮同源,而有阴阳之别。阳盛阴虚,则水气凝而为痰;阴盛阳虚,则水气溢而为饮。_{眉批:痰饮之别清出。}除痰者,降气清火,是治其标;补阴利水,是治其本也。涤饮者,降气燥湿,是治其标;温肾利水,是治其本也。此方欲兼两者而合治之。半夏燥湿,茯苓渗湿,风硝软坚,枳壳利气,别于二陈之甘缓,远于礞石之峻悍,亦平胃之剂耳。

大黄䗪虫丸

（李士材）

治五劳七伤,内有干血,肌肤甲错,两目黯黑。

大黄十两,酒蒸　黄芩二两,炒　甘草三两　桃仁去皮尖,炒　杏仁去皮尖,炒　芍药各四两,炒　地黄十两　干漆一两,炒　虻虫一两五钱,去翅足,炒　水蛭百枚,炙黄　蛴螬一两五钱,炒　䗪虫一两,去头足,炒

上十二味,为末,蜜丸如小豆大。酒服五丸,日三服。

李士材曰:劳伤之症,未有无瘀血者也。瘀之日久,则发为热,热涸其液,则干粘于经络之间,愈干愈热,愈热愈干,而新

血皆损。人之充养百骸、光华润泽者,止藉此血,血伤则无以沃其肤,故甲错也。目得血而能视,荣气不贯于空窍,故黑黯也。仲景洞见此症,补之不可,凉之无益,而立此[①]方。《经》曰血主濡之,故以地黄为君;坚者削之,故以大黄为臣;统血者脾也,脾欲缓,急食甘以缓之,又酸苦涌泄为阴,故以甘、芍、桃、杏为佐;咸走血,苦胜血,故以干漆之苦、四虫之咸为使。吴氏曰:浊阴不降,则清阳不升;瘀血不去,则新血不生。今人遇一劳症,便用滋阴,服而不效,坐以待毙,术岂止此耶!

乌梅丸

(柯韵伯)

治厥阴病,消渴,气上撞心,心中疼热,饥而不欲食,食即吐蛔。又主久利。

乌梅三百枚　黄连一斤　细辛　附子炮

[①] 此:原作"北",形近致误,据步月楼本及大成书局本改。

人参　桂枝　黄柏各六两　干姜十两　当归
蜀椒各四两

上十味,异捣筛,合治之,以苦酒渍乌
梅一宿,去核,蒸之五升米下,饭熟捣成
泥,和药令相得,纳白中与蜜杵二千下,丸
如桐子大。先食饮服十九,日三服,稍加
至一二十九。禁生冷、滑物、臭食。

柯韵伯曰:六经惟厥阴为难治。其本
阴,其标热,其体木,其用火。必伏其所主
而先其所因,或收,或散,或逆,或从,随所
利而行之,调其中气,使之和平,是治厥阴
法也。眉批:治厥阴大法。厥阴当两阴交尽,又
名阴之绝阳,宜无热矣。第其具合晦朔①
之理,阴之初尽,即阳之初生,所以一阳为
纪,一阴为独使②,则厥阴病热,是少阳使
然也。火旺则水亏,故消渴;气上撞心,心

————————

① 晦朔:阴历月终为"晦",初一为"朔"。
② 一阳为纪,一阴为独使:语出《素问·阴阳类
论》。一阳者,少阳也;纪者,会也。少阳居太阳、阳
明之间,故为阳之交会。一阴者,厥阴也;使者,交
通往来也。厥阴主阴尽阳生,交通阴阳,故为独使。

中疼热,气有余便是火也;木盛则克土,故饥不欲食;虫为风化,饥则胃中空虚,蛔闻食臭出,故吐蛔。<small>眉批:叙厥阴症明晰。</small>仲景立方,皆以辛甘苦味为君,不用酸收之品,而此用之者,以厥阴主肝木耳。《洪范》曰:木曰曲直作酸。《内经》曰:木生酸,酸入肝。君乌梅之大酸,是伏其所主也;配黄连泻心而除疼,佐黄柏滋肾以除渴,先其所因也;肾者肝之母,椒、附以温肾,则火有所归,而肝得所养,是固其本;肝欲散,细辛、干姜辛以散之;肝藏血,桂枝、当归引血归经也;寒热杂用,则气味不和,佐以人参调其中气;以苦酒渍乌梅,同气相求;蒸之米下,资其谷气;加蜜为丸,少与而渐加之,缓则治其本也。蛔,昆虫也,生冷之物与湿热之气相成,故药亦寒热互用,且胸中烦而吐蛔,则连、柏是寒因热用也。蛔得酸则静,得辛则伏,得苦则下,信为化虫佳剂。久利则虚,调其寒热,酸以收之,下利自止。

平胃散

（柯韵伯）

治湿淫于内，脾胃不能克制，有积饮痞膈中满者。

苍术五斤，泔浸七日　陈皮去白　厚朴各三斤，姜汁炙　甘草三十两，炙

上为末。每服三钱，姜汤下，日三服。又水煎，每服七钱。

柯韵伯曰：《内经》以土运太过曰敦阜，其病腹满；不及曰卑监，其病留满痞塞。张仲景制三承气汤，调胃土之敦阜；李东垣制平胃散，平胃土之卑监也。培其卑者而使之平，非削平之谓，犹温胆汤，用凉剂而使之温，非用温之谓。特识！后之注本草者，曰敦阜之土，宜苍术以平之；卑监之土，宜白术以培之。若以湿土为敦阜，将以燥土为卑监耶？不审敦阜、卑监之义，因不知平胃之理矣。可破向来之惑。二术苦甘，皆燥湿健脾之用，脾燥则不滞，所

以能健运而得其平。第二术白者柔而缓，苍者猛而悍。此取其长于发汗，迅于除湿，故以苍术为君耳！不得以白补、赤泻之说为二术拘也。厚朴色赤苦温，能助少火以生气，故以为佐；湿因于气之不行，气行则愈，故更以陈皮佐之。甘先入脾，脾得补而健运，故以炙甘草为使。名曰平胃，实调脾承气之剂与？夫洁古取《金匮》之枳术汤以为丸，枳实之峻重于厚朴，且无甘草以和之，虽倍白术，而消伐过于此方。昧者以术为补，为当久服，不思枳实为峻而不宜多，特未之思耳！

瓜蒂散

（柯韵伯）

邪结胸中，胸中痞硬，寸脉微浮，气上冲咽喉不得息；或心下满而烦，饥不能食，手足厥冷，脉乍紧者；或饮食入口即吐，心中温温欲吐，复不能吐，始得之，手足寒，脉弦迟者，皆宜用此吐之。亡血、虚家，不

可与也。

瓜蒂　赤小豆熬黄,洛一分

上二味,别捣为散。取一钱,用香豉
一合,热汤七合,煮作稀糜,去滓,取汁,和
散,温,顿服之。不吐者,少少加,得快吐
乃止。

柯韵伯曰:胸中者,清虚之府。寒邪
凝结,内热不得外达,以至痞硬。其气上
冲,心下烦、心中温者,热郁也。脉微浮,
或弦迟,或乍紧,手足寒,饮食入口即吐
者,寒束也。咽喉不得息,心下满,饥不能
食,欲吐不能吐者,寒格而热不得越也。
肺气不得降,胃阳不得升,谅
非汗、下之法所能治,必得酸苦涌泄之品
因而越之,上焦得通,中气得达,肺家之治
节行,胸中之阳气复,痞硬可得而消耳。
瓜蒂色青,象东方甲木之化,得春升生发
之机,能提胃中阳气,除胸中实邪,为吐剂
中第一品,然必得谷气以和之。赤豆形色
象心,甘酸以保心气。香豉形色象肾,性

本沉重,霉熟而使轻浮,能使肾家之清气交于心,胸中之浊气出于口,作为稀糜,调服二散,虽快吐而不伤神,奏功之捷,胜于汗、下,此所以三法鼎立耳!今人不知岐伯、仲景之精义,置之不用,汗之、下之,变证蜂起,可胜悼哉!

天水散 一名益元散,一名六一散

（柯韵伯）

治夏时中暑,热伤元气,内外俱热,无气以动,烦渴欲饮,肠胃枯涸者,又能催生下乳。积聚,水蓄,里急后重,暴注下迫者,宜之。

桂府滑石 六两,水飞　　甘草 一两　　辰砂
三钱

上为细末。新汲水一碗,调服三钱。

柯韵伯曰:元气虚而不支者死,邪气盛而无制者亦死。今热伤元气,无气以动,斯时用参、芪以补气,则邪愈甚;用芩、连以清热,则气更伤。惟善攻热者,不使

丧人元气，善补虚者，不使助人邪气，必得气味纯粹之品以主之。滑石禀土中冲和之气，行西方清肃之令，秉秋金坚重之形，寒能胜热，甘不伤脾，含天一之精，而具流走之性，异于石膏之凝滞，能上清水原，下通水道，荡涤六腑之邪热，从小便而泄矣。

眉批：议滑石精义入神。甘草禀草中冲和之性，调和内外，止渴生津，用以为佐，保元气而泻虚火，则五脏自和矣。然心为五脏主，暑热扰中，神明不安，必得朱砂以镇之，则神气可以遽复；凉水以滋之，则邪热可以急除。此补心之阳，寒亦通行也。至于热利初起，里急后重者宜之，以滑可去著也。催生下乳，积聚、蓄水等症，同乎此义，故兼治之。是方也，益气而不助邪，逐邪而不伤气，不负益元之名矣。宜与白虎、生脉三方鼎足可也。

阿胶散

（程郊倩）

治肺虚有火，嗽无津液，咳而哽气者。

真阿胶一两半　牛蒡子二钱半,炒　马兜铃五钱,焙　炙甘草五钱　杏仁七钱　糯米一合

上为细末。每服两许，水煎服。

程郊倩曰：痰带红线，嗽有血点，日渐成痿。缘肺处脏之最高，叶间布有细窍，气从此出入，呼吸成液，灌溉周身，所谓水出高原也。一受火炎，吸时徒引火升，呼时并无液出，久则肺窍俱闭，喉间或痒或疮，六叶①遂日焦枯矣。今用阿胶为君者，消窍瘀也；用杏仁、大力子者，宣窍道也；用马兜铃者，清窍热也；糯米以补脾，母气到，肺自轻清无碍矣。

---

① 六叶：出《难经·四十二难》，云肺有"六叶两耳"。

玉屏风散

（柯韵伯）

治风邪久留而不散者，自汗不止者亦宜。

防风　黄芪　白术_{等分}

上为细末，酒调服。

柯韵伯曰：邪之所凑，其气必虚。故治风者，不患无以驱之，而患无以御之；不畏风之不去，而畏风之复来。何则？发散太过，玄府不闭故也。昧者不知托里固表之法，遍试风药以驱之，去者自去，来者自来，邪气留连，终无解期矣。防风遍行周身，称治风之仙药，上清头面七窍，内除骨节疼痹，外解四肢挛急，为风药中之润剂，治风独取此味，任重功专矣。然卫气者，所以温分肉而充皮肤，肥腠理而司开阖，惟黄芪能补三焦而实卫，为玄府御风之关键，且有汗能发，无汗能止，功同桂枝，故以能除头目风热，大风癞疾，肠风下血，妇人子脏风,是补剂中之风药也。所以防风得黄芪①,其功愈大耳!人鲜识此②。白术健脾胃,温分肉,培土即以宁风也。夫以防风之善驱风,得黄芪以固表,则外有所卫;得白术以固里,则内有所据,风邪去而不复来。此欲散风邪者,当倚如屏、珍如玉也③。其自汗不止者,亦以微邪在表,皮毛肌肉之不固耳。其与防风通圣等方悬殊矣。

五淋散

(柯韵伯)

治膀胱有热,水道不通,淋涩不出,或尿如豆汁,或成砂石,或如膏汁,或热怫便血。

赤茯苓一钱五分　赤芍药　山栀仁各一

① 黄芪:原作"防芪","防"字乃涉上药"防风"致误,据步月楼本、大成书局本及上文药名改。

② 人鲜识此:大成书局本作"此理人鲜能知"。

③ 也:此后大成书局本有"故名玉屏风"5字小注,疑后人所加。

钱　当归　细甘草各一钱二分

上五味，加灯芯，水煎服。

柯韵伯曰：《经》曰：肾合膀胱。故肾为水脏，而膀胱为水腑。肾主癸水，受五脏六腑之精而藏之；膀胱主壬水，受五脏六腑之津而藏之。故膀胱者，州都之官，津液藏焉。然又曰气化则能出者何也？膀胱有上口而无下口，能纳而不能出，唯气为水母，必太阳之气化，而膀胱之溺始出，是水道固藉无形之气化，不专责有形之州都矣。然水者阴也，气者阳也。气为阳之根源，而火为阳之征兆，所以气有余，便成壮火而为邪热。壮火上行三焦，则伤太阳之气；邪热下入膀胱，则涸州都之津。火胜则水亏，理固然也。夫五脏之水火皆生于气，故少火生气，而气即为水，水精四布，下输膀胱，源清则流洁矣。如壮火食气，则化源无藉，乃癃闭淋涩，膏淋豆汁，砂石脓血，而水道为之不利矣。总由化源之不清，非关决渎之失职，若以八正、舟车、禹功、浚川等剂治之，五脏之阴虚，太阳之气化绝矣。故急用栀、苓治心肺，以通上焦之气，而五志火清；归、芍滋肾肝，以安下焦之气，而五脏阴复；甘草调中焦之气，而阴阳分清，则太阳之气自化，而膀胱水洁矣。此治本之计，法之尽善者也。

失笑散 附:独圣散①

（吴于宣）

治产后心腹绞痛欲死，或血迷心窍，不省人事。

五灵脂　蒲黄等分

每服三钱，酒煎服。

独　圣　散

山楂肉二两

水煎，用童便、沙糖和服。

吴于宣曰：《经》云：心主血，脾统血，肝藏血。故产后瘀血停滞，三经皆受其

---

① 独圣散：此 4 字原无，据本书体例及下文标题补。

病,以致心腹疼痛,恶寒发热,神迷眩晕,胸膈满闷。凡兹者,由寒凝不消散,气滞不流行,恶露停留,小腹结痛,迷闷欲绝,非纯用甘温破血行血之剂,不能攻逐荡平也。是方用灵脂之甘温走肝,生用则行血;蒲黄甘平入肝,生用则破血;佐酒煎以行其力,庶可直抉厥阴之滞,而有其推陈致新之功。甘不伤脾,辛能逐瘀,不觉诸证悉除,直可以一笑而置之矣。至独圣散,用山楂一味浓煎,与沙糖、童便同服者何也?山楂不惟消食健脾,性能破瘀积癥癖,可立止儿枕作疼;更益以沙糖味甘入脾,能逐恶、暖中而不伤脾;童便凉下而不伤气,以佐山楂,则脾气得宣,山楂之功用益力,其效益伟。名之曰独圣,不虚也。

清胃散

(罗东逸)

治胃经湿热,牙齿牙根肿痛,或牵引头脑,或面发热。

生地黄　当归　川黄连　升麻　牡
丹皮

水煎服。

罗东逸曰：阳明胃多气多血，又两阳
合明为热盛，是以邪入而为病常实。若大
渴、舌胎、烦躁，此伤气分，热灸大腑，燥其
津液，白虎汤主之。若醇饮肥厚，灸煿过
用，以致热壅大腑，逆于经络，湿热不宣，
此伤血分，治宜清胃。方中以生地凉血为
君，行之牡丹皮去蒸而疏其滞，以黄连彻
热燥湿为臣，和之以当归辛散而循其经，
仍用升麻之辛凉升举以腾本经之清气，即
所谓升清降浊、火郁发之者也。如是而喉
咽不清、齿龈肿痛等症，廓然俱清矣。

龟鹿二仙胶

（李士材）

大补精髓，益气养神。

鹿角血者，十斤　龟板自败者，五斤　枸杞
子甘州者，二十两　人参十五两

上用铅坛如法熬胶。初服酒化一钱五分，渐加至三钱，空心下。

李士材曰：人有三奇，精、气、神，生生之本也。精伤无以生气，气伤无以生神。精不足者，补之以味。鹿得天地之阳气最全，善通督脉，足于精者，故能多淫而寿。龟得天地之阴气最厚，善通任脉，足于气者，故能伏息而寿。二物气血之属，又得造化之玄微，异类有情，竹破竹补之法也。人参为阳，补气中之怯；枸杞为阴，清神中之火。是方也，一阴一阳，无偏胜之忧；入气入血，有和平之美。由是精生而气旺，气旺而神昌，庶几龟鹿之年矣，故曰二仙。

琼玉膏

（李士材）

治虚劳干咳。

生地黄四斤　白茯苓十三两　白蜜二斤人参六两

上以地黄汁同蜜熬沸，用绢滤过；将

参、茯为细末,入前汁和匀,人瓷瓶内[①],用绵纸十数层加箬封瓶口,入砂锅内,以长流水浸[②]没瓶颈,桑柴火煮三昼夜,取出,换纸扎[③]口,以蜡封固,悬井中一日,取起,仍煮半日,白汤点服。

李士材曰:干咳者,有声无痰,火来乘金,金极而鸣也。此本元之病,非悠游渐渍,难责成功。若误用苦寒,只伤脾土,金反无母。故丹溪以地黄为君,令水盛则火自息;又损其肺者益其气,故用人参以鼓生发之元;虚则补其母,故用茯苓以培万物之本;白蜜为百花之精,味甘归脾,性润悦肺,且缓燥急之火。四者皆温良和厚之品,诚堪宝重。郭机曰:起吾沉瘵,珍赛琼瑶。故有琼玉之名。

---

① 入瓷瓶内:原作"以瓷瓶",义不顺,据《医学正传》本方用法补改。

② 浸:原作"煮",校本同,义不相协,据《医学正传》本方用法改。

③ 扎:原作"札",形近致误,据《医学正传》本方用法改。

附补方药杂论十七条

（张景岳四　喻嘉言三　虞天民二　赵羽皇一　柯韵伯七）

张景岳曰：洁古枳术丸，以白术为君，脾得燥而能健，佐以枳实，其味苦峻，有推墙倒壁之功。此寓攻于守之剂，唯脾气不清而滞胜者宜之；若脾气已虚，非所宜也。今以为补脾之药，及小儿瘦弱，制令常服，适足伤其气，助其瘦耳。

东垣平胃散，欲治其不平也。本为胃强邪实者设，故性味从辛燥、从苦，而能消散，唯有滞、有湿、有积者宜之，若以为健脾而常服，其误甚矣。

补中益气一汤，允为东垣独得之心法。本方以升、柴助升气，以参、术、归、芪助阳气，此意诚尽善矣。然补阳之义，亦有宜否。如治劳倦内伤发热，为助阳也，非发汗也。然有不散而散之意，故于劳倦感寒，或阳虚疟疾，及脾气下陷等症最宜。若全无表邪寒热，而中气亏甚者，则升、柴大非所宜。盖升、柴之味兼苦寒，升、柴之性兼疏散，唯有邪者，可因升而散之，若无邪大虚者，即纯用培补，犹恐不及，再兼疏散，安望成功？凡补阳之剂，无不能升，正以阳主升也。寇宗奭极言五劳七伤，大忌柴胡，而李时珍以为不然。要之，能散者，断不能聚；能泄者，断不能补；性味苦寒者，断非扶阳之物。故表不固而汗不敛者，不可用；外无表邪，而阴虚发热者，不可用；阳气无根，而格阳戴阳者，不可用；脾肺虚甚，而气促似喘者，不可用；命门火衰，而虚寒泄泻者，不可用；水亏火亢，而衄血吐血者，不可用；四肢厥，而阳虚欲脱者，不可用。总之，元气虚极者，不可泄；阴阳下竭者，不可升。人但知补中益气可以补虚，不知几微关系，叛于举指之间，纤微不可紊，误者正此类也[1]。

神曲、麦芽，虽助戊土以腐熟水谷，然

---

[1] 也：此后大成书局本有"至理名言，益人知慧不少"10字注，疑后人加。

麦芽一味,治妇人丧子,乳房胀痛欲成痈者,用一二两炒熟,煎服即消,其破血散气可知矣。又《妇人良方》云:神曲善下胎。皆克伐之功多,而补益少,不宜轻用。

喻嘉言曰:连、芩、柴、芍、知母,皆苦寒之剂,能泻有余之火耳!若饮食劳倦,内伤元气,为阳虚之病,以甘温之剂除之,如黄芪、人参、甘草之属。若阴微阳强,相火炽盛,以乘阴位,日渐煎熬,为血虚之病,以甘平之剂降之,如当归、地黄之属。若心火亢极,郁热内实,为阳强之病,以咸冷之剂折之,如大黄、朴硝之属。若肾水受伤,真阴失守,无根之火,为阴虚之病,以壮水之剂济之,如生地、玄参之属。若命门火衰,为阳脱之病,以温热之剂固之,如附子、干姜之属。若胃虚过食冷物,抑遏阳气于脾土,为火郁之病,以升阳之剂发之,如升麻、葛根之属。不明治法,以求施治,何所据依耶?

今人见烦热、枯燥等症,不敢用附子

者,恶其以热助热也。熟知不藏精之人,肾中阳气不鼓,精液不得上升,故枯燥外见,必于补阴剂中用附子助阳,则阴气上交于阳位,如釜底加薪,则釜中气水上腾,而润泽有立至者。

黑铅一味,乃水之精,入北方壬癸。凡遇阴火逆冲,真阳暴脱,气喘痰鸣之急症,同桂、附回阳等药用之,立见奇功,即《经》云重剂是也。

虞天民曰:血不归原责之胃,寒凉屡用不效,唯炙甘草、炮姜辈,引血归原妙。

失血后大热大渴,症似白虎,惟脉虚大不长实为异,误服寒凉必死,当归补血汤主之。

赵羽皇曰:参者参也,与元气为参赞者也。不特气虚宜用,即血虚亦宜用;内伤宜用,外感亦宜用。盖烦渴由乎火邪,得人参而阴津自长;肿胀本乎气壅,得人参而痞闷全消。以至食不欲入,食入反胀,或胃反噎膈,泄利亡阴,洒淅恶寒,多汗漏风等症,无不赖人参之大力,作元气之藩篱。而妄谓肺热伤肺,参能作饱,不知肺金之冤①热,非参莫救,脾虚之中满,非参与术何由健运?此所以功魁群草也。附子一味,有斩关夺门之勇,引补气药行十二经,以追散失之元阳;引补血药入血分,蒸动不足之真阴;引发散药开腠理,以驱在表之风寒;引温药达下焦,以逐在里之冷湿,其用亦弘矣。正治人所易晓,其最妙能以热攻热,如胃阳发露,口烂舌糜,肾阳发露,面赤吐红,用之顷刻神清热退,唯其能返本回阳也。世人岂识之哉!

柯韵伯曰:仲景备十剂之法,轻可散实,麻黄、葛根诸汤是也;宣可决壅,栀豉、瓜蒂之方是也;通可去滞,五苓、十枣之属是也;泄可去闭,陷胸、承气、抵当是也;滑可去著,胆导、蜜煎是也;涩可固脱,赤石脂、桃花汤是也;补可扶弱,附子汤、理中丸是也;重可镇怯,禹余粮、代赭石汤是

---

① 冤:烦郁不舒。

也；湿可润燥，黄连阿胶汤是也；燥可去湿，麻黄连翘赤小豆汤是也；寒能胜热，白虎汤、黄连泻心汤是也；热可制寒，白通、四逆诸方是也。

看仲景加减法，当细审其深意。如腹中痛者，少阳加芍药，少阴加附子，太阴加人参。若心下悸者，少阴加桂枝，少阳加茯苓。若渴者，少阳加栝蒌根、人参，太阴加白术。仲景于加减中分阴阳表里如此。故熟仲景方，始知仲景立方之妙；理会仲景法，才知仲景用药取舍之精。

仲景立方，精而不杂。其中以六方为主，诸方皆从而加减焉。凡汗剂皆本桂枝，吐剂皆本栀豉，攻剂皆本承气，和剂皆本柴胡，寒剂皆本泻心，温剂皆本四逆。浑而数之，为一百一十三方者，未之审耳！

小柴胡方，为半表而设，而其证皆属于里。盖表证既去其半，则病机偏于向里矣。惟往来寒热一证，尚为表邪未去，故独以柴胡一物主之,其他悉用里药。凡里证多阴、多寒、多虚,而少阳之里,偏于阳,偏于热,有虚有实,而不尽属于虚也。然仲景又深以里虚为患,故于半表未解时,便用人参以固里。

桂枝本为太阳风寒设,可以散六经初感之邪;柴胡本为少阳半表设,更可以调三阳半表之证。盖桂枝汤是调和营卫之剂,柴胡汤是调和腠理之剂。凡风寒袭人,不在营卫,即入腠理,所以仲景一书,最重二方。

脾为至阴,居中宫而抚四肢,最畏寒邪为患,故仲景制理中、四逆二方。理中者,理中焦,为腹痛、吐利而设;若手足逆冷,下利清谷,是太阴本病。观四逆证上不称厥阴、少阴,有此证者,必见面赤,故以通脉加之,则四逆本为太阴立可知也。然他经有此阴寒者,可通用之。用于太阴本经,是固本以逐邪也;用于少阴,温土以制水也;用于厥阴,和水土以生木也;用于太阳,益火以扶元阳也。惟阳明胃实,少阳相火,非所宜耳。

肾主五液,人心为汗,少阴受病,液不上升,所以阴不得有汗。仲景治少阴之表,于麻黄、细辛中加附子,是升肾液也。若少阴无主,水火不和,真阴为邪所逼,则水随火越,故反汗出。仲景治少阴之里,附子汤中任人参,是补肾液也。

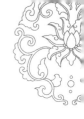

补遗①

参苏饮《局方》

（叶伯坚）

治感冒风寒，咳嗽吐痰，涕唾稠粘，胸膈满闷，寒热往来，或头痛，恶寒，脉弱，无汗。

人参　苏叶　干葛　前胡　陈皮　枳壳　茯苓　半夏_{各八分}　桔梗　木香　甘草_{各五分}　生姜_{五片}　大枣_{一枚}②

上水煎，热服取汗。

叶仲坚曰：此少阳中风，而寒湿内着之证也。仲景于表剂不用人参，惟少阳寒热往来，虽有口苦、咽干、目眩之相火，亦用人参以固中气。此咳嗽声重，痰涎稠

① 补遗：此标题原无，据目录补。

② 一枚：原作"枚"，无数量，据步月楼本及《局方》卷二补"一"字。大成书局本作"三枚"，非是。

粘,涕唾交流,五液无主,寒湿稽留于胸胁,中气不固可知矣,故以人参为君;然非风寒之外邪来侮,则寒热不发,而痰涎不遽生,故辅以紫苏、干葛;凡正气虚者,邪气必盛,故胸膈满闷,辅以陈皮、枳壳,少佐木香以降之;痰涎壅盛于心下,非辛燥不除,故用茯苓、半夏,少佐桔梗以开之;病高者宜下,故不取柴胡之升,而任前胡之降;欲解表者,必调和营卫,欲清内者,必顾及中宫,此姜、枣、甘草之所必须也。名之曰饮,见少与缓服之义。本方去人参、前胡,加川芎、柴胡,即芎苏散,则治头痛、发热、恶寒、无汗之表剂矣。

香薷饮《局方》

（叶仲坚）

治暑月乘凉饮冷,阳气为阴邪所遏,头痛,发热,恶寒,烦躁,口渴,腹痛,吐泻者。

香薷　厚朴　白扁豆炒

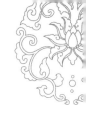

水煎,浸冷服。

叶仲坚曰:饮与汤稍有别,服有定数者名汤,时时不拘者名饮。饮因渴而设,用之于温暑,则最宜者也。然胃恶燥,脾恶湿,多饮伤脾,反致下利。治之之法,心下有水气者发汗,腹中有水气者利小便。然与其有水患而治之,曷若先选其能汗、能利者用之乎? 香薷芳香辛温,能发越阳气,有彻上彻下之功,故治暑者君之,以解表利小便;佐厚朴以除湿,扁豆和中,合而为饮。饮入于胃,热去而湿不留,内外之暑证悉除矣。若心烦、口渴者,去扁豆,加黄连,名黄连香薷饮。加茯苓、甘草,名五物;加木,加参、芪、橘、术,名十味。随证加减,尽香薷之用也。然劳倦内伤,必用清暑益气;内热大渴,必用人参白虎。若用香薷,是重虚其表,而反济以内热矣。香薷乃夏月解表之药,如冬月之麻黄,气虚者尤不可服。今人不知暑伤元气,概用以代茶,是开门揖盗也。

声　明

由于年代久远，在本书的重印过程中，部分点校及审读者未能及时联系到，在此深表歉意。敬请本书的相关点校及审读者在看到本声明后，及时与我社取得联系，我们将按照国家有关规定支付稿酬。

天津科学技术出版社有限公司